校企合作医药卫生类专业精品教材

互联网+教育改革新理念教材

中医护理学

主编　张开礼　赵金芬

教·学
资　源

江苏大学出版社
JIANGSU UNIVERSITY PRESS

镇 江

内 容 提 要

全书共分 7 部分，包括绪论、中医护理基础知识、诊法与辨证、中医护理与养生、中医用药护理、中医护理基本技术和常见病证的护理等内容。本教材内容丰富、实用，版式新颖，图文并茂。在编写体例方面，通过临床典型案例分析、拓展阅读等方式，既开阔了学生的视野，又能培养学生独立思考问题的能力和创新意识。每章后附有自测题，便于学生及时检验和巩固所学内容。

本书可供高校护理、助产以及其他相关专业的学生使用，也可作为临床培训教材使用。

图书在版编目（C I P）数据

中医护理学 / 张开礼，赵金芬主编. -- 镇江 ：江苏大学出版社，2014.12（2023.8 重印）
ISBN 978-7-81130-869-3

Ⅰ．①中… Ⅱ．①张… ②赵… Ⅲ．①中医学—护理学—高等职业教育—教材 Ⅳ．①R248

中国版本图书馆 CIP 数据核字(2014)第 293544 号

中医护理学
Zhongyi Huli Xue

主　　编 / 张开礼　赵金芬
责任编辑 / 常　钰
出版发行 / 江苏大学出版社
地　　址 / 江苏省镇江市京口区学府路 301 号（邮编：212013）
电　　话 / 0511-84446464（传真）
网　　址 / http://press.ujs.edu.cn
排　　版 / 北京谊兴印刷有限公司
印　　刷 / 北京谊兴印刷有限公司
开　　本 / 787 mm×1 092 mm　1/16
印　　张 / 13
字　　数 / 285 千字
版　　次 / 2014 年 12 月第 1 版
印　　次 / 2023 年 8 月第 6 次印刷
书　　号 / ISBN　978-7-81130-869-3
定　　价 / 38.00 元

如有印装质量问题请与本社营销部联系（电话：0511-84440882）

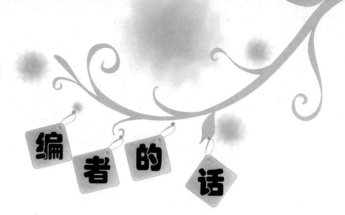

编者的话

中医护理学是中医药学的重要组成部分，在中医临床中发挥着重要作用。

为满足社会经济对高素质技能型人才的需要，我们组织了有丰富教学和临床经验的教师编写了本教材。

本教材是在对既往同类教材进行调查和总结的基础上进行编写的。考虑到护理专业学生刚开始接触中医学知识，需对中医学基础知识有所了解，才能更好地应用中医学理论指导临床护理工作，因此本教材比较重视中医学基础理论的编写，并在中医基础理论和临床护理之间尽可能进行合理、有机的结合，进而突出了教材的实用性。

本教材内容丰富、实用，版式新颖，图文并茂。全书共分为7部分，包括绪论、中医护理基础知识、诊法与辨证、中医护理与养生、中医用药护理、中医护理基本技术、常见病证的护理等内容，既兼顾了理论知识和技术的递进关系，各部分又具有一定的独立性，便于师生梳理整本教材的内容。在编写体例方面，通过临床典型案例分析、拓展阅读等方式，既开阔了学生的视野，又能培养学生独立思考问题的能力和创新意识。每章后附有自测题，便于学生及时检验和巩固所学内容。

中医护理学是护理、助产及相关专业的专业课之一，课程的主要任务是通过学习，使学生掌握中医的基本理论和中医护理基础操作。课程着重体现辨证施护和整体护理，将传统医学的精化内容充实于临床护理之中，使中医护理更贴近生活，贴近社会，为护理人员在工作中拓宽思路、提高临床工作水平发挥积极作用。

本书为广大师生提供了一站式教学资源，读者可以登录文旌综合教育平台"文旌课堂"（www.wenjingketang.com）体验平台式教学及下载相关教学资源包。

此外，本书还提供了在线题库，支持"教学作业，一键发布"，教师只需通过微信或"文旌课堂"App扫描扉页二维码，即可迅速选题、一键发布、智能批改，并查看学生的作业分析报告，提高教学效率、提升教学体验。学生可在线完成作业，巩固所学知识，提高学习效率。

为学习贯彻党的二十大精神，提升课程铸魂育人效果，本书专门在扉页"教·学资源"二维码中设计了相应栏目，以引导学生践行社会主义核心价值观，涵养学生奋斗精神、敬业精神、奉献精神、创新精神、工匠精神、法制精神、绿色环保意识等。

本书由张开礼、赵金芬担任主编，李倩担任副主编。

本教材在编写过程中参考了相关教材、书籍及有关网站的资料，在此一并向作者表示诚挚的谢意！

由于编者水平有限，书中难免存在疏漏与不当之处，敬请广大读者批评指正。

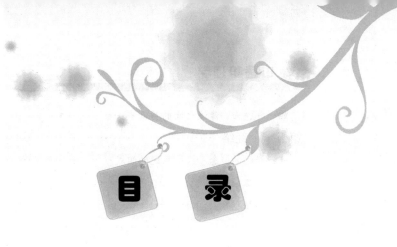

目 录

绪　论

 学习目标

★ 了解中医护理学发展概况。

★ 掌握整体观念的内涵。

★ 掌握辨证施护的内涵。

中医护理学是中医药学的重要组成部分。中医护理的理论与方法是构筑在中医药学理论体系基础之上的，不仅综合应用了中医的阴阳五行、藏象、四诊八纲、病因病机、中药方剂、疾病防治等内容，而且总结了几千年来人们在生活、饮食、精神、临床等许多方面的护理经验，并结合现代医学和护理学的理论和方法，逐渐发展成为一门独立的学科。

第一节　中医护理学发展概况

中医护理学的形成与发展始终与中医药学的发展休戚相关。几千年来，中医在治疗疾病时医疗、药物、护理不分家，呈现出医中有护、医护合一的特点。因此，在浩瀚的中医文献中，我们常常可以寻觅到有关中医护理知识的论述，并可从中发现中医护理学形成与发展的轨迹。

一、原始时代——中医护理的萌芽

自从有了人类，就有了医疗与护理活动。原始时代，人类在生活实践与劳动过程中，在与自然界、野兽以及疾病的斗争中，积累和创造了原始的医药卫生与护理知识。如在寒冬时节活动身体，以驱散寒气的侵袭；夏天居住在阴凉的洞穴里，以躲避炎暑酷热；为保护自己免遭风雨和野兽的侵袭，构木为巢等。这些形成了早期生活护理的萌芽。

在原始时代，当体表发生创伤时，人们常用泥土、草茎、树叶等涂敷伤口，以止血止痛，久而久之，人们逐渐掌握了一些适合于敷治外伤的药物。这些形成了早期药物外治法护理的萌芽。

总之，原始人为了在恶劣的生存环境中保护自身，采取了一些最简单的措施。当他们在生活实践中有目的地去实施这些措施时，就成为中医护理的萌芽。

二、夏商周至三国时期——中医护理初步形成

夏商周时期，伴随着专职医生的出现和早期医事制度的建立与医学的分科，人们对疾病的发生、预防以及维护健康有了更多的认识。

夏、商时代，人们已开始注意个人卫生，有了洗脸、洗手、洗脚、淋浴的习惯。商代甲骨文中已有关于疾病和医药卫生知识的记载。殷墟出土的甲骨文中，就载有20多种疾病名。

据《周礼·天官》记载，周代宫廷医生中已经有食医（即营养学医师）、疾医（即

内科医师）、疡医（即外伤科医师）、兽医之分，且建立了一套医政组织和医疗考核制度，并开始进行灭鼠、除虫、改善环境卫生等防病调护活动。

战国至三国时期，由于政治、经济、文化的迅速发展，学术思想日趋活跃，特别是在阴阳五行哲学思想的指导下，以天人合一的系统整体观，对以往的医学实践经验和医疗成就进行了认真系统的总结，初步建立了中医理论体系。与此同时，中医护理学初步形成。

从战国时期开始，古代医家们汲取不同哲学流派中唯物论和辩证法的精华，对上古以来的医疗实践进行了理论总结和概括，历经多年，于西汉时期编纂出我国现存最早的医学经典著作《黄帝内经》。《黄帝内经》简称《内经》，包括《素问》《灵枢》两部分，共 18 卷 162 篇。它对人体结构、病理以及疾病的诊断、治疗、预防、养生等问题做了系统阐述，奠定了中医学和中医护理学的理论基础。《黄帝内经》在生活起居方面提出了"春夏养阳，秋冬养阴"的思想，提醒人们生活起居要顺应四时气候的变化，至今都具有重要的指导意义；在饮食护理方面提出了"肾病毋多食咸"，为后世中医临证饮食护理提供了依据；在情志护理方面指出"怒伤肝、喜伤心、忧伤肺、思伤脾、恐伤肾"等，认为情志过极可伤及内脏，诱发或加重疾病。

秦汉时期，《五十二病方》中介绍了浸洗、熏蒸、砭法、角法等多种护理操作方法。东汉末年，杰出的医学家张仲景（图绪-1）总结前人的经验，撰写了我国第一部临床医学专著《伤寒杂病论》。书中论述了对疾病的辨证施护理论和措施，开创了临床辨证施护的先河。该书对煎药的方法、服药的注意事项、服药后的观察和处理方法、饮食禁忌等都有论述。如书中记载服桂枝汤后，要"啜热稀粥一升余，以助药力""凡服汤发汗，中药即止，不必尽剂也"。这些都为服药护理及药后观察提供了依据。书中还记载了多种中医护理操作技术，如灌肠法、坐浴法、熏洗法、含咽法等。

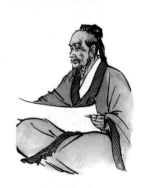

图绪-1 张仲景

东汉末年的另一位名医华佗，被后人尊称为"外科鼻祖"，他创制的麻沸散是世界上最早的外科手术麻醉药。他还创编了"五禽戏"，将体育与医疗护理结合起来，是有记载的我国最早的康复护理方法。

三、晋唐至明清时期——中医护理全面发展

自晋唐以迄明清，中医护理理论、护理操作技术以及临床护理的内容随着中医学的发展，得到了进一步的充实和完善，中医护理进入了全面发展时期。

笔记

晋代葛洪著的《肘后备急方》，在论述各科急症、多见病的诊治中，广泛涉及了护理内容，如提出了对水肿患者的饮食调护方法："勿食盐，常食小豆饭，饮小豆汁，鲤鱼佳也"；书中还记载了烧灼止血法、针刺法、艾灸法及热熨法等护理操作方法，尤其是其中所倡导的间接灸法促进了后世灸法技术的发展。葛氏还首创了口对口吹气法抢救猝死患者的复苏术。

隋代巢元方等编著的《诸病源候论》是我国第一部病因病机学说和临床证候学专著，也是世界上第一部探讨病因病机的专著，该书还大量论述了多种疾病的护理。

唐代著名医学家孙思邈（图绪-2）在《备急千金要方》中详细介绍了中医护理的原则以及各种疾病的护理与食疗等内容。在妇产科护理方面，书中对妇女

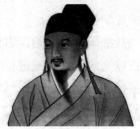

图绪-2　孙思邈

妊娠养胎、孕妇心理、分娩、产后护理及用药护理等内容都进行了详细论述；在养生保健方面，该书提倡"预防为主"，对饮食、起居、衣着等有具体论述；；对消毒技术、疮疡切开引流术和换药术等护理操作均有详细记载。孙思邈在该书首篇对从医人员的职业道德提出了严格要求，强调对患者要有慈悲同情之心，不论患者贫富贵贱、老幼美丑、是仇人还是亲近的人、是交往密切的还是一般的朋友，都应一视同仁；看到患者的痛苦，要不避忌艰险、昼夜、寒暑、饥渴及疲劳，一定要全心全意地去救护患者。

拓展阅读

唐代名医孙思邈

孙思邈是我国唐代著名的医学家。他不但医术高明，而且医德高尚，在医药学方面有极高的建树，对中医学的发展做出了巨大贡献。孙思邈所提倡的"大医精诚"的医德医风，成为后世行医者的医德典范。由于孙氏精通医药，济世救人，被后世尊奉为"药王"。

南宋医学家陈自明的《妇人大全良方》是一部妇科专著，对妇人妊娠及产后护理一一进行了论述，极大地丰富了中医妇产科护理学的内容。该书在孕妇护理方面强调饮食调护，指出妊娠前 5 个月，胎儿吸收母体营养不多，孕妇膳食与常人无大差异；后 5 个月，胎儿发育较快，所需营养增加，故孕妇的膳食宜调味、食甘美，增加食量，但勿大饱，以免胎儿发育过快，体重过增，造成难产。

宋金元时期，医学百家争鸣，出现了多个医学流派，促进了医学发展，也丰富了中医护理学的内容。如补脾派的李东垣重视脾胃的调养和护理，在《脾胃论》一

书中论述了许多有关护理的内容，如"假令病饮酒或过食寒，或过食热皆可以增病"。养阴派的朱丹溪在《格致余论》中，提出了老年人的保健护理及疾病中的饮食调护原则，如要"日节饮食"，宜食"谷、菽、菜、果"等"自然冲和之味"的食物，不宜多食、偏食厚味的食物。

明清时期，随着对医药认识程度的深入，中医学对疾病护理重要性的认识也逐步加深，很多医书都开始列有护理专篇。著名医学家李时珍亲自为患者煎药、喂药，并指导弟子或患者家属对患者实施护理。明代王肯堂的《证治准绳·疡医》有专门一节论"将护"。陈实功所著《外科正宗·痈疽门》中"调理须知""杂忌须知"两篇，实为外科护理的专篇，详细论述了疮疡的护理原则。

明清时期温病肆虐，人们在温病的病情观察、治疗和护理方面积累了丰富的经验，并逐渐将其发展成为一门独立学科——温病学。明代吴又可在其所著《温疫论》中，阐述了温病的护理经验，认为病人烦渴、大渴皆因内热、大热所致，除使用清热解毒药外，还需在护理上辅以降温解渴之法，如饮用西瓜汁、梨汁；用冷水擦浴等。清代钱襄所著《侍疾要语》是早期关于中医护理的专著，该书详细论述了生活起居护理、饮食护理以及老年患者护理等内容。

四、中华人民共和国成立后——中医护理发展的鼎盛时期

中华人民共和国成立后，党和政府十分重视中医药工作，中医护理学的发展进入了一个崭新的历史时期。全国各地相继成立了中医院校及中医院，并在综合性医院中开设中医病房，配备了护理人员。中医有了严格的医护分工，中医护理工作开始独立开展起来，并逐步成为一门独立学科，得到不断发展和完善，中医治病医、药、护不分的局面从此结束。

第二节　中医护理学基本特点

中医护理学有两个基本特点：一是整体观念，二是辨证施护。

一、整体观念

整体，即统一性和完整性。中医学认为，人体是一个有机整体，构成人体的各个组成部分之间，在生理上是相互协调的，在病理上是相互影响的；同时，人体与环境之间也是一个密切相关的整体。这种机体自身的整体性和内外环境统一性的思想，称之为整体观念。整体观念作为中医护理的方法论和指导思想，贯穿于中医生

理、病理、诊法、辨证、治疗、护理等整个理论体系之中。

（一）人体是一个有机的整体

人体是一个内外联系、自我调节和自我适应的有机整体，其生理上相互联系，病理上相互影响。因此，在诊断、治疗和护理方面必须从整体出发。

1. 生理上的整体性

人体是由心、肝、脾、肺、肾五脏，胆、小肠、胃、大肠、膀胱、三焦六腑，皮、脉、肉、筋、骨五体以及目、舌、口、鼻、耳、前后二阴诸窍组成的统一整体。人体整体的统一性是以五脏为中心，配合六腑、形体、官窍，即一脏、一腑、一体、一窍构成一个小系统，如心、小肠、脉、舌构成"心系统"，肝、胆、筋、目构成"肝系统"。以五脏为首形成的五个小系统组成一个大系统，从而构成了一个极其完善的有机整体。每个小系统都以五脏为首，故以五脏为中心。在这个有机整体内，五脏之间以相生相克维持动态平衡。人体通过精、气、血、津液输布运行进行着滋养濡润，通过经络相互联系协调其运动，从而达到表里相合、上下沟通、紧密联系、协调统一。

2. 病理上的整体性

由于人体上下内外各部之间有密切的联系，因而内脏的病变可通过经络反映于相应的形体官窍，即所谓"有诸内，必形诸外"。如心火上炎，可见口舌生疮；肝火上炎，可见目赤肿痛等。同样，脏腑之间在生理上既然是协调统一、密切配合的，在病理上也必然是相互影响的。如肝的病变常影响到脾的运化功能，临床上既可出现肝功能失常的表现，又可出现脾的运化功能失常而致的脘腹胀满、不思饮食等症。由此可见，机体在病理状态下也是密切关联的。

3. 诊断上的整体性

由于脏腑、形体、官窍在病理上相互影响，因而在诊察疾病时要从整体出发，根据"司外揣内"的基本原理，通过观察五官、形体、舌脉等外在的病理表现，推测内在脏腑的病理变化，从而做出正确的诊断。舌诊就是一种由外察内的诊病方法。因为人体内在脏腑的功能状态、气血盛衰都可反映于舌，所以察舌可测知内脏功能和气血的盛衰。

4. 治疗与护理上的整体性

由于局部的病变常常是整体病理变化在局部的反映，因此，在治疗疾病和护理患者时，不能单纯针对局部病症进行对症处理，而要从整体出发，在探求局部病变与整体病变内在联系的基础上，确立正确的治疗原则和方法，全面整体地护理患者。

（二）人与环境密切相关

1. 人与自然界息息相关

人生活在自然中间，自然界存在着人类赖以生存的必要条件。人适应自然界的变化而生存，中医称之为"人与天地相应"。

自然界不仅为人的生存提供必要的环境和条件，其时令交替、气象变迁、环境改变等，均可以使人产生一定的反应或适应。如自然界有春温、夏热、秋燥、冬寒等气候改变，各种生物受其影响，有春生、夏长、秋收、冬藏的变化，为了与自然界相适应，人体也有类似变化。当春夏阳气生发时，人体气血容易趋向于表，表现为皮肤松弛、多汗少尿；当秋冬阳气收藏时，人体气血趋向于里，表现为皮肤致密、少汗多尿。这种人体对自然界的适应还表现在对地理环境、居住条件等许多方面。如我国江南地区地势低，气候温暖湿润，故人体的腠理多疏松；北方地区地势高，气候寒冷干燥，故人体的腠理多致密。居住环境加上长期的饮食习惯造就了一方人的体质，一旦异地而居，往往感到不适，甚至患病。

2. 人与社会关系密切

人不单是生物个体，而且是社会中的一员，具有社会属性。人能影响社会，而社会环境的变化也对人产生影响。人在社会环境中生活，必然受到政治、经济、文化、人际关系等诸多社会因素的影响，人体也将产生相应的生理、心理变化和适应性调整，以维持生命活动的协调平衡。社会公平安定、经济发达，人们丰衣足食、居住环境舒适清洁，则人的心情舒畅，抗病能力强，有利于人的身心健康。反之，社会动乱，人们生活动荡、缺衣少食，则人的精神压抑，抗病能力下降，就容易患各种疾病。社会地位的变化，也会给人带来生活及心理的变化，从而对健康产生影响。

二、辨证施护

辨证施护是中医认识疾病和护理疾病的基本法则，是中医学对疾病的一种特殊的研究和处理方法，也是中医护理的基本特点之一。辨证施护不同于辨病施护和对症施护。"病"、"证"和"症"在中医学中是三个不同的概念。

"病"是指有特定病因、发病形式、病机、发病规律及转归的一种完整的过程，如感冒、中风、痢疾等。

"症"，即症状和体征。"症"是疾病的临床表现，既包括疾病过程中患者主观的异常感觉和行为表现，如发热、头痛、恶心、呕吐等症状，又包括医生检查患者时发现的异常征象，如面色苍白、舌质红等体征。症仅是疾病的个别现象，同一症状可由不同的致病因素引起，其病理机制也不尽相同。因此，孤立的症状和体征不能反映疾病或证候的本质，但症是诊断疾病、辨识证候的主要依据。

"证"，即证候，是机体在疾病发展过程中某一阶段的病理概括。证候揭示了疾病的原因、部位、性质和邪正盛衰变化，能反映疾病发展过程中某一阶段病理变化的本质，因此，中医将其作为确定治法、处方遣药的依据。

所谓辨证，就是将望、闻、问、切所收集的症状与体征，通过分析、综合，辨清疾病的病因、性质、部位和邪正之间的关系，从而概括判断为某种证候。施护，就是根据辨证的结果，确定相应的护理原则和方法。辨证是施护的前提和依据，施护是辨证的目的和手段。辨证与施护，是诊治疾病过程中相互联系、不可分割的两个方面，是理论和实践相结合的体现，是理、法、方、药在临床上的具体应用，是指导中医临床护理的基本法则。

临床上，由于一个疾病的不同阶段可以出现不同的证候，而不同的疾病有时在其发展过程中，却可以出现相同的证候，因此，同一个疾病由于其证候不同，其治疗、护理的原则和方法也就不同；而不同的疾病，只要出现相同的证候，就可以采用相同的治疗和护理方法。这就是中医的"同病异治""异病同治""同病异护""异病同护"的道理所在。如同为胃病，若见胃痛暴作，畏寒喜暖，遇寒痛甚，得热痛减，当辨为寒邪客胃证候，可选用温胃散寒止痛法护理；若见胃隐痛日久，喜温喜按，四肢不温，形瘦食少，当辨为脾胃阳虚证候，则用温中健脾、和胃止痛法护理，此为辨证施护中"同病异护"的具体体现。而胃下垂、子宫脱垂、脱肛虽属不同的病变，但都属于中气下陷证，故都可采用升提中气的治疗和护理方法，此为辨证施护中"异病同护"的具体体现。

 想一想

李某，女，39岁。患者因恶寒发热、咳嗽前来就诊。诉前晚因淋雨而受凉，昨天始感咽干、咽痛、咳嗽。今晨起渐感烦热，微恶寒，出汗，咳嗽加剧，咳少量黄痰。舌红，苔薄黄，脉浮数。体温38.9℃。

请思考：
对该患者进行护理，最应注意的是病种、证型还是症状？为什么？

8

自测题

一、选择题

1. 我国现存最早的医学经典著作是（　　　）。
   A. 《五十二病方》　　　　　　　　　　B. 《肘后备急方》
   C. 《黄帝内经》　　　　　　　　　　　D. 《千金方》
2. 开创了临床辨证施护先河的是（　　　）。
   A. 《伤寒杂病论》　　　　　　　　　　B. 《肘后备急方》
   C. 《备急千金要方》　　　　　　　　　D. 《证治准绳》
3. 中医辨证施护中"施护"的主要依据是（　　　）
   A. 邪正盛衰　　　　　　　　　　　　B. 辨证的结果
   C. 病位病性　　　　　　　　　　　　D. 病邪浅深

二、简答题

1. 何谓整体观念？其在中医护理学中有何指导意义？
2. 何谓辨证施护？其在中医护理学中有何指导意义？

第一章

中医护理基础知识

学习目标

⭐ 掌握阴阳学说、五行学说的基本概念及内容；了解阴阳学说、五行学说在中医护理中的应用。

⭐ 掌握五脏六腑的生理功能及病理表现；熟悉脏腑之间的关系。

⭐ 掌握气血津液的生成、功能及相互关系。

⭐ 掌握经络系统的组成、十二经脉的分布循行规律；熟悉奇经八脉的分布及经络的生理功能；了解经络学说的应用。

⭐ 掌握病因的分类及致病特点。

⭐ 掌握疾病发生发展的基本机制。

第一节　阴阳学说

阴阳学说是研究自然界事物的运动规律，并用以解释宇宙间事物的发生、发展和变化的一种古代哲学思想。阴阳学说认为，世界是物质性的整体，世界本身是阴阳二气对立统一的结果。由于阴阳二气的相互作用，促进了事物的发生，推动着事物的发展。阴阳学说渗透到中医学领域，与中医学内容融为一体，形成了独具特色的中医阴阳学说。阳阳学说是中医学理论体系的重要组成部分。

一、阴阳的基本概念

阴阳是对自然界相互关联的事物或现象对立双方属性的概括，含有对立统一的概念。阴和阳既可以代表相互对立的两个事物，也可以代表同一事物内部所存在的相互对立的两个方面。阴阳最初的含义是指日光的向背，朝向日光则为阳，背向日光则为阴。向阳的地方光明、温暖，背阳的地方黑暗、寒冷。根据这一特点后来引申为，凡是光明的、温暖的、上升的、活动的、外在的、兴奋的、功能亢进的、强大的、功能的等事物或现象都属于阳；黑暗的、寒冷的、下降的、静止的、内在的、抑制的、功能衰退的、弱小的、物质的等事物或现象都属于阴。如昼为阳，夜为阴；火为阳，水为阴（表1-1）。

表1-1　事物阴阳属性举例

属性	空间方位	时间	季节	温度	湿度	重量	亮度	运动状态
阳	天、上、外、南	昼	春夏	温热	干燥	轻	明亮	动、升、兴奋、亢进、化气
阴	地、下、内、北	夜	秋冬	凉寒	湿润	重	晦暗	静、降、抑制、衰退、成形

事物的阴阳属性并不是绝对的，而是相对的，其相对性体现在两个方面：一是在一定条件下，阴阳可以相互转化，阴可以转化为阳，阳也可以转化为阴。如寒属阴，热属阳，寒极可以转化为热，热极可以转化为寒。二是阴阳具有无限可分性，即在阴阳之中可以再分阴阳。如昼为阳，夜为阴，而上午为阳中之阳，下午则为阳中之阴；前半夜为阴中之阴，后半夜为阴中之阳。由此可见，宇宙中的任何事物都可以概括为阴和阳两类，任何一种事物内部又可分为阴和阳两个方面，而每个事物内部的阴或阳的任何一方，还可以再分阴阳。这种既相互联系又相互对立的现象，在自然界中是无穷无尽的。

二、阴阳学说的基本内容

（一）阴阳对立制约

阴阳对立制约，是指相互关联的阴阳双方彼此间存在着相互抑制、约束的关系。阴阳学说认为，自然界的一切事物和现象都存在着相互对立的阴阳两个方面，如水与火、寒与热、天与地、昼与夜、明与暗、升与降、出与入、上与下、左与右等。

阴阳的相互对立即阴阳性质的相反，阴阳相反导致阴阳相互制约。例如温热可以驱除寒冷，寒冷可以降低高温。事物的变化和发展正是阴阳之间相互对立和制约的结果。如夏季阳气盛，但夏至以后阴气渐盛，用以制约炎热的阳气；冬季阴寒盛，但冬至以后阳气渐盛，用以制约严寒的阴气。这样产生了消长变化的寒、热、温、凉四季。阴阳双方制约的结果，使事物取得了动态平衡。就人体的正常生理功能而言，功能之亢奋为阳，抑制为阴，二者相互制约，从而维持人体功能的动态平衡，这就是人体的正常生理状态。

（二）阴阳互根互用

阴阳互根是指一切事物或现象中相互对立着的阴阳两个方面，具有相互依存、互为根本的关系。即阴或阳任何一方都不能脱离另一方而单独存在，每一方都以相对的另一方的存在作为自己存在的前提和条件。如上为阳，下为阴，没有上也就无所谓下，没有下也就无所谓上。阴依存于阳，阳依存于阴，这种依存关系称之为"互根"。

阴阳互用是指阴阳之间存在着相互资生、相互促进和助长对方的关系。如气属阳，血属阴，血的循行要靠气的推动和统摄，气的正常运行要以血为载体。阳根于阴，阴根于阳，无阳则阴无以生，无阴则阳无以化。如果阴阳双方失去了互为存在的条件，即所谓"孤阴"和"独阳"，也就不能再生化和滋长了。就人体而言，机体物质与功能之间的互根互用关系失常，机体生生不息的功能也就遭到破坏，甚则"阴阳离决，精气乃绝"而死亡。

（三）阴阳消长平衡

消，即消减、衰弱；长，即增长、盛大。阴阳消长是指相互对立又相互依存的阴阳双方不是静止的，而是始终处于彼此增长和消减的变化之中。所谓"消长"，是说一方增长，会削弱对方的力量，导致对方相对不足，即"此长彼消"；或一方的不足，导致对方的相对亢盛，即"此消彼长"。阴阳双方在这种消长变化的运动中，维持着阴阳之间的相对平衡。中医学将阴阳之间的这种平衡关系称为阴阳的消长平衡。

事物阴阳的消长平衡是普遍存在的。如一年四季气候的变化，从冬经春至夏，气候由寒逐渐变热，是阴消阳长的过程；再由夏经秋至冬，气候由热逐渐变寒，是阳消阴长的过程。这种阴阳消长的过程，维持了一年四季气候的正常交替，也使气候处于一种动态平衡之中。

阴阳消长理论中的"度"是至关重要的。阴阳双方在一定限度内的消长变化，体现为事物之间对立互根关系的协调平衡，在自然界表现为气候正常，在人体表现为健康有序。当阴阳消长超越正常限度，就会导致气候异常变化，出现酷暑严寒。人体阴阳失调，则会造成疾病丛生。

（四）阴阳相互转化

阴阳的相互转化是指阴阳对立的双方，在一定条件下，可以各自向其相反的方向转化，阴可以转化为阳，阳也可以转化为阴，从而使事物的性质发生根本性的改变。

事物发展过程中，阴阳变化既可以发生突变，也可以发生由量变到质变或由质变到量变的互变现象。阴阳消长为量变，阴阳转化则为质变，而转化以消长为前提，是消长变化的结果。《素问·阴阳应象大论》认为"重阴必阳""重阳必阴""寒极生热""热极生寒"。"重"与"极"就是阴阳转化的基本条件，即所谓"物极必反"。如某些急性温热病，体温逐渐升高，若不能及时控制，持续高热之后，有可能突然出现体温下降、面色苍白、四肢厥冷、脉微欲绝等阳气暴脱的危象。这种病证变化过程，即属于阳证转化为阴证。

三、阴阳学说在中医护理中的应用

阴阳学说渗透于中医护理学理论体系的各个方面，用以说明人体的组织结构、生理功能和病理变化，并指导着临床诊断、治疗、护理、预防和养生。

（一）说明人体的组织结构

根据阴阳对立统一的观点，中医学认为人体是一个有机整体，人体内部存在着阴阳对立统一的现象，其组织结构可以用阴阳两方面加以概括。就人体部位来说，上为阳，下为阴；背部为阳，腹部为阴；体表为阳，体内为阴。按照脏腑功能特点划分，心、肝、脾、肺、肾五脏为阴，胆、胃、小肠、大肠、膀胱、三焦六腑为阳。五脏之中又分阴阳，居于上部的心、肺属阳；居于下部的肝、脾、肾属阴。每一脏之中，又有阴阳之分，如心有心阴、心阳；肾有肾阴、肾阳。

总之，人体组织结构的上下、内外、表里、前后各部分之间，以及内脏之间，无不包含着阴阳的对立统一。因此《素问·宝命全形论》说："人生有形，不离阴阳。"

（二）说明人体的生理活动

人体正常的生命活动，是阴阳两个方面保持着对立统一的协调关系，使其处于动态平衡状态的结果。凡组织结构和气血津液等物质均属于阴，这些物质所发挥的功能则属于阳。物质是功能的基础，功能是物质的反映。两者之间，不仅相互对立，而且相互依存。各种功能活动（阳）的产生，必然要消耗一定的营养物质（阴），而各种营养物质（阴）的新陈代谢，又必定要消耗一定的能量（阳）。正常情况下，这种阴阳消长处于一种动态平衡之中，保证了脏腑功能的健全和正常的生理活动。

（三）说明人体的病理变化

疾病的发生、发展、变化虽然错综复杂，但其本质是阴阳失去相对平衡，导致了阴阳偏盛偏衰或亏损的病理状态。疾病的发生和发展关系到正气和邪气两个方面。正气分阴阳，包括阴液和阳气两部分；邪气亦有阴邪和阳邪之分。疾病发生和发展的过程，就是邪正斗争的过程，无论其病理变化如何复杂，都不外乎阴阳的偏盛或偏衰。

1. 阴阳偏盛

阴阳偏盛是指阴或阳任何一方高于正常水平的病变。阴或阳的任何一方亢盛，必然导致另一方的相对不足。阳邪偏盛必然导致阴伤，表现为实热证，即"阳胜则阴病""阳胜则热"。阴邪偏盛必然导致阳衰，表现为实寒证，即"阴胜则阳病""阴胜则寒"。

2. 阴阳偏衰

阴阳偏衰是指阴或阳任何一方低于正常水平的病变。阴或阳任何一方的不足，必然导致另一方相对亢盛。阳虚不能制阴，则阴相对偏亢，出现阳虚阴盛的虚寒证，即"阳虚则寒"。阴虚不能制阳，则阳相对偏亢，出现阴虚阳亢的虚热证，即"阴虚则热"。

3. 阴阳互损

由于阴阳互根，当阴阳任何一方虚损到一定程度时，常可导致对方的不足，即所谓"阴损及阳""阳损及阴"，甚则出现"阴阳俱虚"。因阴阳失调而出现的病理现象，在一定条件下，可向各自相反的方向转化，即阴证可以转化为阳证，阳证也可以转化为阴证。

（四）用于疾病的诊断

由于疾病发生、发展、变化的根本原因是阴阳失调，因此，任何疾病，尽管它的临床表现错综复杂，千变万化，但都可以概括为阴证与阳证两大类。临床上常用的八纲辨证是各种辨证的纲领，而又以阴阳作为八纲的总纲，以统领表里、寒热、虚实，即表证、热证、实证属阳，里证、寒证、虚证属阴。在临床辨证中，首先要分清阴阳，才能抓住疾病的本质，做到执简驭繁。

（五）指导疾病的护理

调整阴阳，"损其有余""补其不足"以恢复机体阴阳的相对平衡，是治疗与护理疾病的基本原则。在临床治疗和护理实践中，用阴阳理论可以指导疾病的防治与护理。

1. 确定护理原则

中医学认为，疾病的本质就是阴阳失调。因此，实施护理时必须遵循治疗与护理原则，从用药、生活起居、饮食、情志、康复等方面进行全方位护理（图1-1）。当出现阴阳偏盛病理状态时，宜用"损其有余"的护理原则与方法，比如针对邪气有余实证中出现的寒证与热证，可分别选用"热者寒之""寒者热之"的方法进行护理。如护理风热

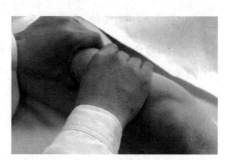

图 1-1　中医护理

感冒的患者时，根据"热者寒之"的护理原则，室温宜低而湿度宜偏高，衣被不宜厚，使患者感到凉爽舒适，减轻心烦、口干之不适感。

2. 归纳药物的性能与指导用药护理

阴阳学说可用来概括中药的性能，作为指导临床用药的根据。药物的气、味和升降浮沉，皆可用阴阳来归纳说明。药物有寒、热、温、凉四气，寒凉药属阴，温热药属阳。药物有辛、甘、酸、苦、咸五味，辛、甘属阳，酸、苦、咸属阴。药物有升降浮沉四种作用趋向，升浮药属阳，沉降药属阴。

根据药物性能分阴阳是指导治疗用药的依据，同时也可以指导用药护理。如给患者服用发汗药则应强调服法，发汗以遍身微微汗出为度，防止汗出太过而伤阴，提醒患者注意保暖，避免风寒，忌食酸性、生冷油腻之品。

第二节　五行学说

五行学说是研究五行的概念、特性、归类方法及生克制化规律，并用以阐释自然界万事万物相互关系和运动变化的古代哲学理论，属于中国古代的唯物论和辩证法范畴，是古代认识自然和解释自然的世界观和方法论。

一、五行的基本概念

五，指木、火、土、金、水五种物质；行，指它们的运动和变化。五行，就是指木、火、土、金、水五种物质及其运动变化。

五行学说认为，宇宙间的一切事物都是由木、火、土、金、水五种物质所构成，这五种物质各具特性，但都不是孤立存在的，而是紧密联系的，既相互资生，又相互制约，从而促进了自然界事物的发生和发展，维持着它们的协调和平衡。

二、五行学说的基本内容

（一）五行的特性

五行的特性虽然来自于木、火、土、金、水五种物质，但实际上又超越了这五种具体事物的本身，具有抽象的特征和更广泛的含义。

1. 木曰曲直

曲，屈也；直，伸也。曲直，指树木的枝条具有生长、柔和、能曲又能直的特性。因而引申为凡是具有生长、升发、条达、舒畅等特性的事物或现象都归属于木。

2. 火曰炎上

炎，焚烧、燃烧之义；上，上升。炎上，指火具有温热、上升、升腾的特性。因而引申为凡是具有温热、向上、明亮等特性的事物和现象都归属于火。

3. 土爱稼穑

爱，通"曰"；稼，即种植谷物；穑，即收获谷物。稼穑，指人类种植谷物和收获谷物的农事活动。因而引申为凡是具有生化、承载、受纳等特性的事物和现象都归属于土。

4. 金曰从革

从，顺从；革，变革。从革即说明通过变革而产生。绝大多数金属都是由矿石经过冶炼而产生的，可用来制造杀敌的兵器。因而引申为凡是具有收敛、下降、肃杀、清洁等特性的事物和现象都归属于金。

5. 水曰润下

润，即滋润、濡润；下，即向下、下行。润下，是指水滋润下行的特点。因而引申为凡是具有寒凉、滋润、下行、闭藏等特性的事物和现象都归属于水。

（二）事物属性的五行归类

五行学说以五行的特性为依据，运用取象比类、推理演绎和归纳的方法，将人体的生命活动与自然界的事物和现象联系起来，形成了人体内外互相关联的五行结构系统，借以说明人体的生理病理现象及人与自然环境的统一性（表1-2）。

表 1-2　事物属性的五行分类

自然界						五行	人体							
方位	气候	季节	五化	五色	五味		脏	腑	五官	形体	情志	五液	五华	五声
东	风	春	生	青	酸	木	肝	胆	目	筋	怒	泪	爪	呼
南	暑	夏	长	赤	苦	火	心	小肠	舌	脉	喜	汗	面	笑
中	湿	长夏	化	黄	甘	土	脾	胃	口	肉	思	涎	唇	歌
西	燥	秋	收	白	辛	金	肺	大肠	鼻	皮毛	悲	涕	皮毛	哭
北	寒	冬	藏	黑	咸	水	肾	膀胱	耳	骨	恐	唾	发	呻

取象比类，即从事物的形态、性质、作用中，找出能够反映其本质的征象，与五行各自的抽象属性相比较，以确定事物的五行归属。以方位配属五行为例：日出东方，与木的升发特性相似，故归属于木；南方炎热，与火的炎上特性相似，故归属于火；日落于西，与金的肃降特性相似，故归属于金；北方寒冷，与水的特性相似，故归属于水。以五脏配五行为例，肝气主升发、条达，具备木的升发特性，故归属于木；心阳主温煦，具备火的温热特性，故归属于火；脾主运化，为气血生化之源，具备土的生化特性，故归属于土；肺气主降，具备金的肃降特性，故归属于金；肾主藏精，滋润全身，具备水的润下特性，故归属于水。

推理演绎，即根据已知的某些事物的五行归属推演归纳其他相关的事物，从而确定这些事物的五行归属。例如肝属于木，而肝主筋、开窍于目、其华在爪、与胆相表里，因此可推理演绎筋、目、爪、胆皆属于木。

（三）五行的生克乘侮

1. 五行的生克和制化

（1）五行相生（见图1-2）：生，即资生、助长、促进。五行相生，是指木、火、土、金、水之间存在着有序的递相资生、助长、促进的关系。五行相生的次序是：木生火，火生土，土生金，金生水，水生木，依次资生，循环无端。在五行相生的关系中，任何一行都有"生我"和"我生"两方面的关系。生我者为母，我生者为子，故又称"母子关系"。以火为例，生我者为木，则木为火之母；

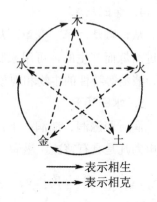

图 1-2　五行相生相克示意图

我生者为土，故土为火之子。其他依此类推。

（2）五行相克（见图1-2）：克，即克制、抑制、制约。五行相克，是指木、火、土、金、水之间存在着有序的递相克制制约的关系。五行相克的次序是：木克土，土克水，水克火，火克金，金克木。在五行相克的关系中，任何一行都有"克我"和"我克"两方面的关系。克我者为所不胜，我克者为所胜，因此这种关系又称为"所不胜"和"所胜"的关系。以土为例，克我者为木，则木为土之所不胜；我克者为水，则水为土之所胜。其他依此类推。

（3）五行制化：在五行的生克关系中，任何一行都有"生我"和"我生"，"克我"和"我克"四个方面的关系。以木为例，生我者为水，我生者为火，克我者为金，我克者为土。这就说明，五行的相生和相克是不可分割的两个方面。没有生，就没有事物的运动和变化；没有克，就不能维持正常协调关系下的变化与发展。因此，必须生中有克，克中有生，相反相成，才能维持和促进事物相对的平衡协调和运动变化。五行之间这种生中有克，克中有生，相互生化，相互制约的关系，称为"制化"。如金可以克木，但木可以通过生火，使火来克金，以此来维持相互之间的平衡。其他依此类推。

2. 五行的相乘、相侮

相乘相侮是五行之间正常的生克制化现象遭到破坏以后出现的异常克制现象。

（1）五行相乘：乘，有乘虚侵袭之意。相乘即相克太过，超过了正常的制约程度，使事物之间失去了正常的协调关系。五行相乘的顺序与相克一致，即木乘土，土乘水，水乘火，火乘金，金乘木。引起相乘的原因有两个方面，一是"太过"，二是"不及"。

太过所致的相乘，是指五行中某一行过于亢盛，对其所胜一行进行超过正常限度的克制，引起其所胜一行的虚弱，从而导致五行之间生克制化的异常。例如以木克土为例，正常情况下木克土，若木气过于亢盛，对土克制太过，土本无不足，但亦难以承受木的过度克制，导致土的不足。这种相乘现象，称为"木乘土"。

不及所致的相乘，是指五行中某一行过于虚弱，难以抵御其所不胜一行的正常限度的克制，使其本身更显虚弱。再以木克土为例，正常情况下，木能克制土，若土过于不足，木虽然处于正常水平，土仍然难以承受木的克制，因而导致木克土的力量相对增强，使土更显不足。这种相乘现象，称为"土虚木乘"。尽管五行之间相乘的次序与相克一致，但二者是有区别的。相克为生理现象，相乘为病理现象。

（2）五行相侮：侮，即欺侮，有恃强凌弱之意。相侮是指五行之间的克制次序遭到破坏，出现逆向克制的异常现象，又称"反克"。因此，相侮的次序与相克的次序正好相反。五行之间发生相侮的原因，也有"太过"和"不及"两个方面。

太过所致的相侮，是因五行中的某一行过于强盛，对原来"克我"的一行进行反克。例如，正常情况下木应受到金的克制，若木气太盛，不仅不受金的克制，反而反克金，称为"木侮金"。

不及所致的相侮，是因五行中的某一行过于虚弱，不仅不能克制应克的一行，反而受到被克一行的反克。例如，正常情况下金应克木，但若金气虚弱，不仅不能克木，反而受到木的反侮，称为"木侮金"，也称"金虚木侮"。

五行之间的相乘和相侮，是异常的相克现象。两者既有区别又有联系。其主要区别是：相乘是按五行之间相克的次序出现的，相侮则是逆着五行相克的次序出现的。两者之间的联系是：在发生相乘时，同时也可以发生相侮；在发生相侮时，也同时可以发生相乘。

三、五行学说在中医护理中的应用

（一）说明五脏的生理功能与相互关系

1．说明五脏的生理功能

五行学说将人体的五脏分别归属于五行，并以五行的特性说明五脏的生理特点。如木有生长、升发的特性，而肝主疏泄，喜条达，故肝属木；火有温热、向上的特性，心阳有温煦的作用，故心属火；土有生化万物的特性，而脾主运化，为气血生化之源，故脾属土；金有清肃收敛的特性，而肺气以清肃下降为顺，故肺属金；水有清润、下行、闭藏的特性，而肾有藏精、主水的功能，故肾属水。

2．说明五脏之间的相互关系

五行学说用五行相生的关系说明五脏之间的相互资生、相互为用的关系，用五行相克的关系说明五脏之间的相互制约、相互克制的关系。五脏相互资生的关系是：肝藏血以济心；心阳温煦脾土，助脾运化；脾运化水谷精微以充肺；肺清肃下行，通调水道以助肾水；肾藏精以滋养肝血。五脏相互制约的关系是：肾克心，即水克火，肾水滋润上行以制约心火，防止其过亢；心克肺，即火克金，心火的温煦有助于肺气宣发，制约肺气的过于肃降；肺克肝，即金克木，肺气清肃下行可抑制肝气的过分升发；肝克脾，即木克土，肝木条达可以疏泄脾土之壅滞；脾克肾，即土克水，脾主运化水湿，可防止肾水的泛滥。

（二）说明五脏病变的相互影响

五脏在生理上相互联系，在病理上相互影响。五脏病变的相互影响，称为传变。脏腑病变的传变，可分为相生关系的传变和相克关系的传变。

1．相生关系的传变

五脏病变按相生关系传变时，可分为"母病及子"和"子病及母"两种类型。

如先有肾精不足，不能滋养肝阴，导致肝肾阴虚，又叫"水不涵木"，此为"母病及子"。先有心血不足，逐渐累及肝脏，导致肝血不足而成心肝血虚，此为"子病及母"，或称"子盗母气"。

2. 相克关系的传变

五脏病变按相克关系传变时，可分为"相乘"和"相侮"两种类型。引起五脏相乘的原因有两种：一是一脏过盛，而致被克之脏受到过分克伐；二是一脏过弱，不能耐受"克我"之脏的克制，从而出现克伐太过。如肝木过旺则影响脾胃的运化功能，患者出现胸胁苦满、脘腹胀痛、泛酸、泄泻等症状，称为"木旺乘土"。反之，先因脾胃虚弱，不能耐受肝的相乘，而出现头晕乏力、纳呆嗳气、胸胁胀痛、腹痛泄泻等症状时，称为"土虚木乘"。

五脏相侮致病分为"太过"相侮和"不及"相侮两种情况。如肺金本应克制肝木，若因暴怒而致肝火亢盛，肺金不仅无力制约肝木，反遭肝火之反向克制，患者出现急躁易怒、面红目赤，甚则咳逆上气、咯血等木侮金的症状，称为"木火刑金"。生理上脾土克制肾水，当脾土虚衰不能制约肾水时，则会被肾水所反侮，称为"土虚水侮"。

（三）用于疾病的诊断

人体是一个有机的整体，内脏有病可以反映到体表相应的组织。由于五脏与五色、五音、五味等都是以五行进行了分类归属，因此，诊断疾病时，就可以用望、闻、问、切四诊所得的资料，根据五行的归属和生克乘侮规律来推断病情及发展演变。如面见青色、喜食酸味、脉弦，多为肝病；面见赤色、口苦、心烦、脉洪，多为心火亢盛；面见黄色，多为脾虚；面见白色，多为肺病；面见黑色，多为肾病。如脾虚患者，面见青色，为肝木横犯脾土；心脏病患者，面见黑色，为水来乘火。

（四）用于疾病的防治与护理

1. 指导脏腑用药

五脏、六腑、五体、五官和药物的五色、五味在五行的分类归属上有一定的联系。根据"同气相求"的理论原则，认为同一行的具有某种色、味的药物，常与同一类的脏腑组织存在着某种亲和关系，并能调整该类脏腑组织的功能失调状态。如青色、酸味入肝；赤色、苦味入心；黄色、甘味入脾；白色、辛味入肺；黑色、咸味入肾。如白芍、山茱萸味酸，入肝经以补肝；朱砂色赤，入心经以镇心安神；石膏色白、味辛，入肺经以清肺热；黄连味苦，入心经以泻心火；白术色黄、味甘，入脾经以补脾气；玄参、生地黄色黑、味咸，入肾经以滋养肾阴。

2. 控制疾病传变

疾病的发生是人体脏腑、气血等功能失调的结果，而功能失调必然导致内脏生克关系失常。疾病的传变，多见一脏病变，波及他脏而导致疾病发生，也可他脏有病传给本脏。因此，在治疗时，除对所病脏进行治疗外，还应根据五行的生克乘侮规律，调整各脏腑之间的相互关系，其太过者，泻之；不及者，补之，控制其传变。如肝气太过，木旺必乘土，此时应先补益脾气以防其传变，脾气健旺，则肝病不传于脾。

3. 确定治疗与护理原则

根据五行之间的相生、相克关系，可以指导确立疾病的治疗与护理原则。

根据相生规律确立的治疗与护理原则是补母和泻子。补母主要用于母子关系的虚证；泻子主要用于母子关系的实证。具体的治疗和护理方法有滋水涵木法、益火补土法、培土生金法、金水相生法等。

根据相克规律确立的治疗与护理原则是抑强和扶弱。其具体治疗与护理方法有抑木扶土法、培土制水法、佐金平木法、泻南补北法（泻火补水法）等。

第三节　脏　腑

脏腑是人体内脏的总称，包括五脏、六腑和奇恒之腑。五脏即心、肝、脾、肺、肾；六腑即胆、胃、小肠、大肠、膀胱、三焦；奇恒之腑即脑、髓、骨、脉、胆、女子胞。五脏的形态结构属实体性器官，其共同生理功能是化生和贮藏精、气、血、津液等精微物质，具有"藏精气而不泻，满而不能实"的功能特点。六腑的形态结构属中空的管腔器官，其共同的生理功能是受纳和腐熟水谷，传化和排泄糟粕，具有"传化物而不藏，实而不能满"的功能特点。奇恒之腑的形态结构多为中空，与腑相似，但其功能多主藏精气，与腑有别而类于脏，故称之为奇恒之腑。

中医学中的脏腑与现代医学的脏器，虽然解剖名称相同，但其具体含义却不完全相同。中医学中的脏腑不单是一个解剖学概念，更重要的是一个生理学、病理学概念。一个中医学脏腑的功能可能包括西医学几个脏器的功能；而一个西医学脏器的功能，可能分散在中医学几个脏腑的功能之中。

一、五脏

（一）心

心居于胸腔之内，有心包护卫于外。心为神之居，血之主，脉之宗。心为五脏六腑之大主，生命之主宰，故说"心为君主之官"。

1. 心的生理功能

（1）主血脉：心主血脉，是指心具有推动和调控血液在脉管中运行，以营养和滋润各脏腑组织器官的生理功能。心、血、脉共同组成一个相对密闭的循环于全身的系统。在这个系统中，心起主导作用。血液在心气的推动作用下，在心和脉中不停地流动，周而复始，如环无端。由此可见，血液的正常运行，必须以心气充沛、血液充盈、脉管通畅为最基本的前提条件。

心主血脉的功能是否正常，可以从面色、脉搏、心动等方面反映出来。若心主血脉的功能正常，则面色红润有光泽，脉搏和缓有力，节律均匀。若心气不足，推动无力，或心血亏虚，血脉不充，可表现为面色无华、脉虚而细、心悸怔忡等症；若心脉瘀阻，则出现面色灰暗、唇青紫、心悸、胸部憋闷刺痛、脉涩或结代等表现。

（2）主神志：神有广义和狭义之分。广义之神是指整个人体生命活动的外在表现，可以从面色、眼神、语言、精神状态、肢体活动等方面反映出来。狭义之神是指人的精神、意识、思维活动。心所藏之神，既包括广义之神，也包括狭义之神。

心主神志的功能是否正常，可表现于精神、意识、思维和睡眠等方面。心主神志的功能正常，则精神振奋、神志清晰、思维敏捷、睡眠安稳；心主神志的功能异常，则可出现精神委靡、反应迟钝、健忘、失眠多梦、神志不宁，甚至谵狂、昏迷等表现。

2. 心的生理联系

（1）在体合脉，其华在面：心在体合脉，是指全身血脉都归属于心。华，是光彩之义。其华在面，是指心主血脉的生理功能正常与否，可从面部反映出来。由于头面部的血脉极为丰富，全身血气皆上注于面，故心的气血盛衰及其生理功能正常与否，均可从面部反映出来。若心气充沛，血脉充盈，则面色红润而有光泽；反之，心气不足，心血亏少，则面色苍白或淡白无华。心脉瘀阻，则面色青紫。心火亢盛，则面色红赤。

（2）开窍于舌：心开窍于舌，是指舌为心之外候，又称"舌为心之苗"。舌的主要功能是主司语言、味觉等。手少阴心经之别络系舌本，人的语言表达和味觉功能，有赖于心主血脉和主神志的功能。心的功能正常，则舌质红润，舌体柔软灵活，味觉灵敏，语言清晰。心的病变，可反映于舌。如心火上炎，则舌红赤，甚则舌体糜烂生疮；心血瘀阻，则舌质紫暗或有瘀斑、瘀点；心主神志功能失常，则舌强、语謇、失语等。

（3）在志为喜：心在志为喜，是指心的生理功能与精神情志的"喜"有关。喜，是人体对外界良性刺激的一种反应，有助于心主血脉的生理功能。但喜乐过度又会伤心，可使心神涣散而不收，注意力难以集中。

（4）在液为汗：是指汗液的生成和排泄与心有关。汗液是阳气蒸化津液所成。

汗来源于津液，而津液和血同源于水谷精微，故有"血汗同源"之说。若出汗过多，可伤津耗血，血不养心，出现心悸等症；而津血亏少，可致汗源不足，出现少汗或无汗等症。

知识链接

心 包

心包，又称心包络，是心外的包膜。心包有保护心脏、代心受邪的作用。《灵枢·邪客》说："诸邪之在于心者，皆在于心之包络。"

《黄帝内经》这一说法，在温病学说中得到了进一步发挥，如把外感热病发展过程中所出现的高热、神昏、谵语等神志异常的病理变化，称为"热入心包"。实际上，这与心主神志功能异常基本一致。

（二）肺

肺位于胸腔，居横膈之上，上连气道，与喉、鼻相通。因肺与心同居膈上，位高近君，犹如宰辅，故称为"相傅之官"；肺在人体脏腑中的位置最高，覆盖诸脏，故有"华盖"之称；肺叶娇嫩，不耐寒热，易被外邪侵袭，故称为"娇脏"。

1. 肺的生理功能

（1）主气、司呼吸：肺主气是指肺具有主持、调节全身各脏腑之气的作用，包括主呼吸之气和主一身之气。

肺主呼吸之气，又称肺司呼吸，是指肺通过一呼一吸，吸入自然界的清气，呼出体内之浊气，不断进行体内外气体交换，以维持人体的生命活动。

肺主一身之气，指全身之气都由肺所主，主要体现在气的生成和气机调节两方面。气的生成，主要是肺吸入的自然之清气与脾胃化生的水谷精气结合于胸中而形成宗气，宗气具有推动呼吸和血行的作用。肺主呼吸的功能正常与否直接影响宗气，进而影响一身之气的盛衰。肺对全身气机的调节，主要是通过肺的节律性呼吸影响全身气机的升降出入运动。

肺主呼吸之气与肺主一身之气以肺的呼吸功能作为基础。肺主气的功能正常，则呼吸道通畅，呼吸平稳，宗气生成充足，全身之气的升降出入运动正常。若肺主气的功能失常，则出现气短、胸闷、咳喘无力等。

（2）主宣发肃降：宣发，即宣通、布散，指肺气向上升宣和向外围布散的作用；肃降，即清肃、洁净、下降，指肺气向内、向下的清肃和通降作用。

肺主宣发主要体现在三个方面：一是呼出体内浊气；二是将脾所转输的水谷精微和津液向上、向外布散到全身；三是宣发卫气，调节腠理开合，将代谢后的津液

24

变为汗液，排出体外。

肺主肃降也主要体现在三个方面：一是吸入自然界的清气；二是将脾转输的水谷精微和津液向下、向内布散于脏腑组织；三是肃清肺和呼吸道内的异物，保持其洁净。

肺的宣发与肃降功能相辅相成，共同维持肺的生理活动。宣发和肃降相互协调，则呼吸均匀通畅，津液能正常地输布、代谢和排泄。若肺气失宣，则呼吸不利、胸闷、咳嗽、鼻塞、无汗；若肺失肃降，则呼吸短促或表浅、咳嗽、咳痰。

（3）通调水道：是指肺通过宣发和肃降对体内水液的输布、运行、排泄起着疏通和调节的作用。肺在体内水液代谢过程中，一是通过宣发肺气，将水液布散到全身，并调节汗液的排泄；二是通过肺气肃降，使水液下行，经肾的气化，形成尿液排出体外。

由此可见，肺通调水道的功能全赖于肺气的宣发和肃降作用。肺的宣发和肃降功能正常，则肺通调水道的功能也能正常发挥。若肺气失宣，水液不能外达皮毛腠理，则出现无汗或痰饮、水肿等症；肺失肃降，水液不能下降膀胱，则出现小便不利、水肿等症。

（4）朝百脉，主治节：朝，朝向、聚会之意。肺朝百脉，是指全身的血液都通过百脉会聚于肺，通过肺的呼吸，进行体内外气体的交换，然后输布到全身。也就是说，血液运行是以心气推动为基本动力，但也有赖于肺气的宣发和肃降作用。治节，即治理和调节。肺主治节是指肺通过有节律的呼吸运动，调节着全身之气的升降出入运动，进而调节着全身的血液和津液的代谢。肺主治节，实际上是对肺的主要生理功能的高度概括。

2. 肺的生理联系

（1）在体合皮，其华在毛：皮毛，主要包括皮肤、汗腺、毫毛等组织，是一身之表。肺有宣发卫气、输精于皮毛的功能。肺气宣发，则皮肤致密、毫毛光泽、抵御外邪能力强；肺气虚弱，不能输精于皮毛，则皮毛憔悴枯槁、肌表不固、抵御外邪能力弱，可出现自汗，易于外感等表现。

（2）开窍于鼻：鼻与喉相通而连于肺，是呼吸的门户，故说"肺开窍于鼻"。鼻的通气和嗅觉功能，均依赖于肺的宣发。肺气宣畅，呼吸平和，则鼻窍通畅、呼吸自如、嗅觉灵敏；肺失宣肃，呼吸不利，则鼻塞不通、嗅觉迟钝。

（3）在志为悲（忧）：悲和忧的情志变化虽略有不同，但其对人体生理活动的影响基本相同，因而悲和忧同属于肺志。悲和忧均为人体正常的情绪变化或情感反应，但过度悲伤和忧愁则易消耗肺气，故中医学认为"悲忧伤肺"。反之，若肺气亏虚，则易产生悲和忧的情志变化。

（4）在液为涕：涕，即鼻涕，是鼻黏膜分泌的黏液。鼻涕由肺津所化，靠肺气的宣发作用布散于鼻窍。肺的病变可反映于涕。若寒邪束肺，则鼻流清涕；若肺热壅盛，则流涕黄浊；若燥邪犯肺，则鼻干而痛。

拓展阅读

林黛玉与悲（忧）伤肺

《红楼梦》中的林黛玉多愁善感、清高自傲，惹无数人怜爱。可惜红颜薄命，年纪轻轻就香销玉殒。

关于黛玉之死，后人多半认为她死于肺病。林黛玉为什么会患上肺病呢？这与她整日忧悲不绝有关。黛玉刚进贾府时，便"步步留心，时时在意，不肯轻易多说一句话，多行一步路，唯恐被人耻笑了去"。尽管贾母"心肝儿肉"地疼她，但她总有寄人篱下之感。正是这种感觉，使她终日抑郁，不得欢笑。而"悲（忧）为肺志""过度悲（忧）则伤肺"，久而久之，林黛玉便患上了肺病。

（三）脾

脾位于中焦，在膈之下。脾是人体对饮食物进行消化、吸收并输布水谷精微的重要脏器。人出生之后，生命活动的维持、生长发育的营养供给以及气、血、津液的化生，均依赖于脾胃运化的水谷精微，故称脾为"后天之本""气血生化之源"。

1. 脾的生理功能

（1）主运化：运，即转运、输送；化，即消化、吸收。脾主运化，是指脾具有把饮食物转化为水谷精微和津液，并将其吸收、转输到全身各脏腑组织的生理功能。脾主运化包括运化水谷和运化水液两方面。

① 运化水谷：水谷，泛指各种饮食物。运化水谷是指脾对饮食物的消化吸收和对水谷精微的转输作用。饮食物的消化和吸收，实际上是在胃和小肠内进行的，但必须依赖脾的运化功能才能完成。其运化过程可分三个阶段：一是消化，即帮助胃的"腐熟"及小肠的"化物"，将饮食物分解为精微和糟粕两部分；二是吸收，即帮助胃肠道吸收水谷精微；三是输布，即通过"散精"作用，将水谷精微上输于肺，再经肺的宣发与肃降而输布于全身，以营养五脏六腑、四肢百骸、皮毛筋肉等。

由此可见，饮食物在体内的消化、吸收以及水谷精微的转输，都由脾的运化功能来完成，而水谷精微又是化生气血的主要物质基础，故说脾为"后天之本""气血生化之源"。脾运化水谷的功能正常，即脾气健运，则机体的消化功能正常，才能为化生精、气、血、津液提供足够的物质原料，才能使全身脏腑组织器官得到充分的营养，以维持其正常的生理活动。脾运化水谷的功能失常，即脾失健运，则机体的消化吸收、输布功能失常，可出现腹胀、便溏、纳呆、倦怠、消瘦等症状。

② 运化水液：运化水液又称为"运化水湿"，是指脾有吸收、输布水液，调节水液代谢的作用。人体的水液代谢是由肺、脾、肾、膀胱、三焦等脏腑共同完成的。脾在运化水谷精微的同时，将人体所需要的水液吸收并向上输送给肺，通过肺的宣发和肃降，将水液输送到全身，以起到滋润和濡养作用，同时，脾将剩余的水分转输至肺和肾，经肺的宣发形成汗液或经肾的气化形成尿液排出体外。脾运化水液的功能正常，既能使体内各脏腑组织器官得到充分的滋润和濡养，又不致使水液潴留。若脾运化水液的功能失常，则水液不能正常布散而停聚于体内，可产生水湿、痰饮等病理产物，甚至出现水肿。

（2）主升清：升，即上升；清，指水谷精微。脾主升清的作用主要体现在两个方面：一是脾气上升，将水谷精微等营养物质向上输送至心肺，再通过心肺布散至全身；二是脾气的升举作用可维持人体内脏位置的相对恒定。

脾的功能特点是以上升和升举为主，故说"脾气主升"。脾的升清功能正常，则水谷精微等营养物质被正常吸收和输布，人体气血充盛，内脏位置恒定。若脾的升清功能失常，则水谷不能运化，气血生化无源，机体失养而出现神疲乏力、头目眩晕、泄泻等症；若脾气不升反而下降，则可导致胃下垂、肾下垂、子宫脱垂、脱肛等内脏的下垂。

（3）主统血：统，即统摄、控制之意。脾主统血，是指脾具有统摄血液，使血液在脉中正常运行而不致溢出脉外的功能。

脾统血的功能是通过气摄血而实现的。因为脾为气血生化之源，而气为血之帅，气能摄血，故脾气健运，水谷精微化源充足，气生有源，气旺则气的固摄作用亦强，血液则能循行于脉内而不逸出脉外。反之，若脾气虚弱，运化无力，气生无源，气衰则气的固摄作用减退，血液失去统摄而逸出脉外，可导致便血、尿血、崩漏、皮下出血等各种出血病症，称为"脾不统血"。

2. 脾的生理联系

（1）在体合肉，主四肢：脾在体合肉，是指脾主运化功能与肌肉的健壮与否以及功能的发挥有着密切的联系。因脾主运化，为气血生化之源，全身的肌肉均要靠其运化的水谷精微来营养，才能使肌肉丰满、健壮。若脾的运化功能失常，水谷精微生成、转输障碍，肌肉得不到水谷精微的营养，则瘦弱无力，甚至痿废不用。四肢是人体之末，又称"四末"。四肢主要由肌肉、筋脉、骨骼等组成，同样需要脾胃运化的水谷精微的营养，以维持正常的生理活动，故说"脾主四肢"。

（2）开窍于口，其华在唇：脾开窍于口，是指饮食口味及食欲与脾的运化功能密切相关。脾气健运，则口能辨知五味，纳食正常。脾失健运，则口淡乏味，纳食减少；脾虚生湿，则口腻、口甜。

其华在唇，是指口唇色泽可以反映脾气的盛衰。脾气健运，气血充足，则口唇红润而有光泽。若脾失健运，气血亏虚，则口唇淡白无华。

（3）在志为思：思，即思虑，是人体情志活动的一种状态。脾在志为思，是指脾的生理功能与思有关。正常思虑对机体不会产生不良影响。但若思虑太过或所思不遂，则会导致脾气郁结，影响脾胃的运化功能，而出现不思饮食、脘腹胀闷等症。

（4）在液为涎：涎为口津，是唾液中较清稀的部分，可润泽口腔，帮助吞咽和消化。涎液由脾气化生而不断分泌，又由脾气固摄而不溢出口外。若脾失健运，则涎液分泌异常，出现口淡、涎多等症。

（四）肝

肝位于腹腔，横膈之下，右胁之内。肝具有主升、主动的生理特性，喜条达而恶抑郁，故有"刚脏"之称。

1. 肝的生理功能

（1）主疏泄：疏，即疏通、疏导；泄，即发泄、发散。肝主疏泄，是指肝具有疏通、舒展、条达、升发的特性，能使全身气机疏通畅达。肝主疏泄功能主要表现在调畅气机、调节情志、促进脾胃消化、促进血液运行和津液代谢、调节生殖功能等五方面。

① 调畅气机：气机，即气的升降出入运动。气的升降出入运动是人体生命活动的基本形式，人体脏腑经络、形体官窍、气血津液等生理功能的正常发挥，均有赖于气的升降出入运动。由于肝的生理特点是主升、主动，因此对气机的疏通、升发、调畅起着重要作用。

肝的疏泄功能正常，则气机调畅，经脉通利，气血和调，脏腑组织活动正常。若肝的疏泄功能失常，可出现两方面的病理变化：一是肝气疏泄不及，常因抑郁伤肝而使肝疏泄失职，气机不得畅达，形成气机郁结的病理变化，称之为"肝气郁结"，临床常表现为闷闷不乐、胸胁、两乳或少腹胀痛不适等；二是肝气疏泄太过，常因暴怒伤肝，或气郁日久化火，导致肝气亢逆，升发太过，称之为"肝气上逆"，临床常表现为急躁易怒、头目胀痛、面红目赤等症，或血随气逆而致吐血、咯血，甚则昏厥等。

② 调畅情志：人的情志活动与肝的疏泄功能密切相关。肝的疏泄功能正常，气机调畅，气血和调，则精神愉快，心情舒畅。若肝失疏泄，气机不调，则可引起情志活动的异常，主要表现为抑郁和亢奋两个方面：一是肝气疏泄不及，气机不畅，则表现为郁郁寡欢、多愁善感、喜太息等症；二是肝气疏泄太过，肝气上逆，则表现为急躁易怒、面红目赤、头胀头痛等症。

③ 促进脾胃消化：脾胃是人体重要的消化器官，其消化功能有赖于肝的疏泄功能的协调配合，这主要体现在以下两个方面。

第一，调节脾胃气机升降。脾主运化，胃主受纳；脾气主升，胃气主降。肝的疏泄功能是维持脾胃升降协调的重要条件。若肝失疏泄，犯脾克胃，必然导致脾胃气机升降失常，从而影响食物的消化吸收，临床常表现为胸胁胀满、腹胀腹痛、肠鸣腹泻等症，此为"肝气犯脾"；或表现为胸胁脘腹胀满或疼痛、嗳气、恶心呕吐、泛酸等症，此为"肝气犯胃"。

第二，促进胆汁分泌和排泄。胆汁的分泌和排泄与肝的疏泄功能密切相关。肝的疏泄功能正常，则胆汁能正常分泌与排泄，有助于饮食物的消化吸收。若肝失疏泄，则影响胆汁的分泌与排泄，导致脾胃消化吸收障碍，表现为胁肋胀痛、口苦纳呆、厌食油腻，甚则黄疸等。

④ 促进血液运行和津液代谢：肝主疏泄，在调畅气机的同时，也促进了津液的输布和血液的循行，即所谓"气行则血行"。肝的疏泄功能正常，气机调畅，则血液运行畅达而无瘀滞，津液输布正常而无痰湿之聚。若肝失疏泄，则气机郁结，并可导致血行障碍，瘀滞停积而为瘀血；津液输布失常，亦可形成痰湿、水饮等病证。

⑤ 调节生殖功能：男女的生殖功能，尤其是男子的排精、女子的排卵和月经来潮，与肝的疏泄功能密切相关。男子精液的正常排泄，是肝肾二脏相互协调的结果。肝疏泄功能正常，则精液排泄通畅有度；肝失疏泄，则排精不畅。女子排卵和月经也受肝主疏泄功能的影响。肝疏泄功能正常，则月经周期正常，经行通畅；若肝疏泄功能不及，则月经周期紊乱，经行不畅，甚则痛经。

（2）主藏血：肝藏血，是指肝具有贮藏血液、调节血量及防止出血的功能。肝藏血的生理功能主要表现在三个方面：一是贮藏血液以濡养自身，制约肝阳。二是根据机体各部分组织器官活动量的变化而调节循环血量，以保证正常生理活动的需求。当机体活动量大或情绪激动时，所需血量多，肝通过其疏泄作用，将贮存的血液向外周输送，以供机体活动之需；当机体安静休息或情绪平稳时，所需血量少，此时部分血液归藏于肝。三是收摄血液，防止出血。若肝气虚弱，收藏无力，或肝火炽盛，灼伤血络，迫血妄行，均可使肝藏血功能失职，导致吐血、咯血、月经过多、崩漏等各种出血。

2. 肝的生理联系

（1）在体合筋，其华在爪：筋即筋膜，包括肌腱和韧带，附着于骨而聚于关节，是连结关节、肌肉，主司关节运动的一种组织。因筋的功能有赖于肝血的濡养，故说"肝主筋"。肝血充盈，筋膜得其濡养，则关节运动灵活有力。若肝血不足，筋膜失于濡养，则表现为筋力不足、动作迟缓、不耐疲劳等，甚至出现手足震颤、肢体麻木、屈伸不利等症。

爪，即爪甲，包括指甲和趾甲，是筋的延续，故称"爪为筋之余"。爪甲亦有赖于肝血的濡养，故说肝"其华在爪"。肝血充足，则爪甲坚韧明亮，红润而光泽；若肝血不足，则爪甲软薄，枯而色夭，甚则变形、脆裂。

（2）开窍于目：肝的经脉上连于目系，目的视力有赖于肝气之疏泄和肝血之濡养。肝血充足，肝气调和，则两目视物清楚，眼球活动灵活。若肝血不足，目失所养，则可导致两目干涩、视物不清，甚或夜盲；若肝经风热，则目赤痒痛；若肝阳上亢，则目眩头晕；肝风内动，则目睛上吊、两目斜视等。

（3）在志为怒：指肝的功能活动与怒志有关。肝气条达，情绪有所节制，则怒而不过。若肝失疏泄，心绪不宁，则烦而易怒；若肝气亢逆，则急躁易怒、面红目赤，甚则血随气逆，出现呕血、咯血，或中风昏厥等。

（4）在液为泪：肝开窍于目，泪自目出，故说泪为肝之液。泪有濡润、保护眼睛的作用，与肝的功能密切相关。若肝血不足，泪液分泌减少，则两目干涩；若肝经风热，则出现目眵增多、迎风流泪等症。

 拓展阅读

以肝补肝治目病

我国民间有"以肝补肝治目病"的说法，认为多吃动物的肝脏可以明目。这种说法有一定道理。中医学认为，人体脏腑或脏腑所属的组织器官发生病变后，采用动物的相应脏器或组织，配合药物进行治疗是可行且有效的。而目为肝所主，肝开窍于目，肝藏血，目得血而能视。因此，多吃动物肝脏可以调养肝脏，进而治疗眼病。中医古籍中有许多关于用动物肝脏治疗眼病的记载。

（1）治疗夜盲症。早在隋朝的《梅师集验方》中记载，用羊肝以淡醋食之，治疗目暗、黄昏不见物。

（2）治青盲内障。唐代刘禹锡在《传信方》中记载，用羊肝、黄连、熟地黄，同捣为丸，治青盲内障。

（3）治目红及眼眵多。元朝《原机启微》中记载，此病可用黄连羊肝丸治之。

（五）肾

1. 肾的生理功能

（1）藏精，主生长、发育和生殖：肾藏精，是指肾具有贮存、封藏精气的生理功能。精是构成人体和推动人体生命活动的基本物质，包括先天之精和后天之精。先天之精来源于父母，与生俱来；后天之精来源于机体从饮食物中摄取的水谷之精。先天之精和后天之精同藏于肾，二者相互资助，相互为用。先天之精依赖后天之精的培育和充养，才能发挥其作用；后天之精有赖于先天之精的活力资助，才能不断化生。

人体在生长发育过程中，随着肾中精气逐渐充盛，生长发育到青春期，齿更发长，体内产生了"天癸"。天癸是一种能促进人体生殖器官发育成熟并维持人体生殖能力的物质。于是男子排精，女子月事以时下，就具备了生殖能力。壮年时期，肾中精气充盛至极，此时人筋骨强劲，头发黑亮，身体壮实，精力充沛，人的生殖能力也处于最旺盛时期。从中年至老年，肾中精气逐渐衰少，鬓发斑白，耳聋目花，形体衰老，天癸也逐渐消失，生殖能力开始逐渐衰退。

肾中精气对全身的作用，可概括为肾阴和肾阳两个方面。肾阴，又称元阴、真阴、命门之水等，是肾脏功能活动的物质基础，是人体一身阴液的根本，对机体各脏腑组织起滋养、濡润的作用。肾阳，又称元阳、真阳、命门之火等，为人体一身阳气的根本，对机体各脏腑组织起推动、温煦的作用。肾阴与肾阳，是人体一身阴阳的根本，在生理状态下二者互制互用，以维持肾脏自身及全身阴阳的平衡协调。

（2）主水：肾主水，是指肾具有主司和调节全身水液代谢的作用。肾主水的功能，主要依靠肾气的气化作用来实现。人体水液代谢在肺、脾、肾、胃、膀胱、大肠、小肠、三焦等脏腑的综合作用下完成，其中肾起主宰作用。在肾的蒸腾气化作用下，升清降浊，控制膀胱的开合，推动与调节着整个水液代谢过程。若肾的气化失职，开阖失司，则可导致水液代谢障碍，小便排出异常。肾阳虚衰，膀胱失约，可表现为小便清长量多、尿频、遗尿等；肾阳亏虚，气化无权，水湿停聚，可表现为尿量减少、水肿等。

（3）主纳气：纳，即受纳、摄纳之意。肾主纳气，是指肾具有摄纳肺所吸入的自然界之清气，并使之下归于肾，从而保持呼吸深度，防止呼吸表浅的作用。人体的呼吸运动虽由肺所主，但肺吸入之清气，必须下归于肾，由肾为之摄纳，呼吸才能通畅、均匀，并保持一定的深度。正如《类证治裁·喘证》所说："肺为气之主，肾为气之根。肺主出气，肾主纳气。阴阳相交，呼吸乃和。若出纳升降失常，斯喘作焉。"若肾的纳气功能正常，则呼吸均匀和调，并维持一定的深度；若肾气虚衰，摄纳无权，可见呼吸表浅、呼多吸少、动则气喘等。

2. 肾的生理联系

（1）在体合骨、生髓：肾藏精，精生髓，髓居骨中，滋养骨骼。肾精充足，骨髓充盈，则骨骼发育正常，坚固有力。若肾精不足，骨髓空虚，骨骼失养，则骨软无力，小儿可出现囟门迟闭、骨软无力等症，老年人则出现骨质脆弱、易于骨折等症。

髓有骨髓、脊髓和脑髓，皆由肾中精气所化生。脊髓上通于脑，聚而为脑髓，故称"脑为髓之海"。肾精充盛，髓海充盈，则思维敏捷、耳聪目明、精力充沛。若肾精亏损，髓海失养，小儿可表现为智力低下，甚或痴呆；成人则表现为思维迟钝、耳聋目花、记忆力衰退等。

齿与骨同出一源，也赖肾中精气所充养。肾精充沛，则牙齿坚固而不易脱落。若肾中精气不足，小儿可见牙齿生长迟缓，成人可见牙齿松动早脱。

（2）其华在发：发为肾之外候，发的生长与脱落、润泽与枯槁是肾中精气盛衰的反映。肾藏精，精能化血，血养发，头发又与血密切相关，故说"发为血之余"。肾精充足，精血旺盛，则头发浓密色黑而有光泽；若肾中精气衰退，则头发变白、枯槁而易脱落。

（3）开窍于耳及二阴：耳的听觉功能与肾的精气盛衰密切相关。《灵枢·脉度》说："肾气通于耳，肾和则耳能闻五音矣。"肾精充足，耳有所养，则听觉正常。肾精不足，髓海空虚，可表现为听力减退、耳鸣、耳聋等。

二阴，即前阴和后阴。二阴主司二便，而二便的排泄均与肾有关。若肾之气化和固摄作用失常，则可见尿少、尿闭、水肿或尿频、遗尿、尿失禁等小便失常的病症。若肾气不足，推动无力，可致气虚便秘，固摄无权则可致大便失禁、久泻等。前阴是人体的外生殖器，其生殖功能与肾中精气密切相关。若肾中精气不足，则可导致人体性器官发育不良和生殖能力减退，在男子表现为阳痿、早泄、遗精、精少、不育等病证；在女子则表现为月经不调、不孕等。

（4）在志为恐：恐是一种恐惧、害怕的情志活动，是机体对不良刺激的一种反应，与肾的关系密切。肾精充盛，封藏有度，则人在受到外界惊恐刺激时，多表现为虽恐不甚；肾精不足，封藏失司，稍遇惊恐则气下，可出现遗尿或大小便失禁。

（5）在液为唾：唾是口中津液较为稠厚者，出自舌下，为肾中精气所化生，可润泽口腔，助脾胃运化。若肾精不足，唾液化生乏源，则出现咽干、口燥、唾液分泌不足等症。若多唾、久唾，则必耗肾精。

想一想

刘某，男，42岁。患者恶寒发热、鼻塞、咳嗽、咳痰3天，伴口鼻干燥，头痛。舌质红、苔薄黄，脉浮数。

请思考：

1. 本病属何脏的病变？
2. 患者出现鼻塞、咳嗽的主要原因是什么？

二、六腑

（一）胆

胆与肝相连，附于肝之短叶间。肝与胆有经脉相互络属，构成表里关系。胆的主要生理功能是贮藏和排泄胆汁，主决断。

1. 贮藏和排泄胆汁

胆汁由胆化生而来，化生后又贮藏于胆，其味苦，其色绿。胆汁生成后泄于小肠，参与饮食物的消化。因此胆汁是脾胃运化功能正常进行的重要条件。胆汁的化生和排泄，依赖于肝的疏泄功能。肝气疏泄正常，胆汁排泄畅达，则脾胃运化功能正常。若肝失疏泄，胆汁排泄不利，则影响脾胃运化功能，出现胁下胀痛、腹胀、便溏、食欲减退等症；若胆气不利，胆汁上逆，可出现口苦、呕吐黄绿苦水等症。

2. 主决断

胆主决断，是指胆在精神意识思维活动过程中，具有判断事物、做出决定的作用。《素问·灵兰秘典论》说："胆者，中正之官，决断出焉。"若胆气虚弱，则易惊善恐，失眠多梦，胆小怕事，遇事多疑等。

胆主要的生理功能是贮藏和排泄胆汁，而胆汁有助于饮食物的消化，故胆为六腑之一。但是胆本身并无传化饮食物的功能，且内藏胆汁，与胃、肠等腑不同，故胆又属奇恒之腑。

（二）胃

胃位于腹腔上部，与脾同居于中焦，上接食道，下通小肠。胃又称胃脘，上部为上脘，其上口为贲门；中部为中脘，即胃体；下部为下脘，下口为幽门。脾与胃相为表里。胃的主要生理功能是主受纳、腐熟水谷；主通降，以降为和。

1. 主受纳、腐熟水谷

受纳，是接受、容纳之意；腐熟，是指饮食物在胃中的初步消化。饮食入口，经食管进入胃中，胃加以接受、容纳，故称胃为"太仓""水谷之海"。胃虽有受纳和腐熟水谷的功能，但经过胃腐熟后的水谷，须进一步下传于小肠，其精微经脾之运化而营养全身。也就是说，胃的受纳和腐熟必须与脾的运化配合，水谷才能化为精微，进而化生气血津液，濡养全身。若胃的受纳与腐熟水谷功能失常，则表现为胃脘胀痛、嗳腐、纳呆厌食等，或表现为多食善饥、吞酸嘈杂等。

2. 主通降，以降为和

胃主通降，以降为和，是指饮食物入胃，经胃初步消化后，必须下行小肠，才能使饮食物进一步消化、吸收，并输送至全身。胃主通降即降浊，降浊是受纳的前提条件。胃的通降功能失调，不仅可以出现因浊气不降而引起的口臭、脘腹胀闷或疼痛等症，还可影响受纳，出现食欲不振、不思饮食等症。若胃气不降，反而上逆，则可出现嗳气吞酸、恶心呕吐、呃逆等症。

（三）小肠

小肠位于腹中，其上与胃在幽门相接，其下与大肠在阑门相连。小肠与心有经脉相互络属，故与心互为表里。小肠的主要生理功能是主受盛化物和泌别清浊。

1. 主受盛和化物

受盛，即接受、以器盛物之意；化物，即变化、消化、化生之意。小肠的受盛功能主要体现在两个方面：一是小肠接受经胃初步消化之饮食物，起到盛器的作用；二是经胃初步消化的饮食物，须在小肠内停留一定的时间，以利于进一步消化吸收。小肠的化物功能，是指小肠将初步消化的食糜，进行进一步消化吸收，将水谷化为精微与糟粕两部分。

2. 泌别清浊

泌，即分泌；别，即分别。清，指水谷精微；浊，指食物残渣。泌别清浊，是指小肠把消化后的饮食物，分为水谷精微和食物残渣，将水谷精微吸收，将食物残渣输送到大肠。小肠在吸收水谷精微的同时，也吸收了大量的水液，故又称"小肠主液"。小肠的泌别清浊功能与尿液的量有关。若小肠泌别清浊功能正常，则二便正常。若小肠泌别清浊功能失常，小肠主液的功能降低，水液不能被很好地吸收，从大便而下，就会出现大便变稀，而小便量减少；反之可以通过增加小便量使水液从小便而下，而起到实大便的作用。"利小便即所以实大便"这一治法，就是此原理在临床治疗中的应用。

（四）大肠

大肠位于腹中，其上口经阑门与小肠相连通，其下端接肛门。大肠的主要生理功能是传化糟粕和主津。

1. 传化糟粕

传化，即传导变化。大肠接受小肠下输的食物残渣，向下传导，同时吸收其中的水液，将食物残渣变为粪便，经肛门排出体外。大肠的传导功能失调，可表现为便秘或腹泻。若湿热蕴结大肠，大肠气滞，可出现腹痛、里急后重、下痢脓血等。

2. 主津

大肠在传导由小肠下注的食物残渣过程中，将其中多余的水分重新再吸收，故说"大肠主津"。若大肠虚寒，无力吸收水分，可出现肠鸣、腹痛、泄泻等；若大肠有热，消烁水分，肠道失润，则大便秘结不通。

（五）膀胱

膀胱位于下腹部，上有输尿管与肾相通，下有尿道与前阴相连。膀胱的主要生理功能是贮尿和排尿。

体内水液在肾的气化作用下，形成尿液，由膀胱贮存，经肾和膀胱的气化作用而排出体外。膀胱功能失调，主要表现为排尿异常。如膀胱湿热，则尿频、尿急、尿痛；肾气不固，膀胱失约，则尿失禁、遗尿等。

（六）三焦

三焦是上焦、中焦和下焦的总称。中医学认为，在人体脏腑中，唯三焦最大，故有"孤府"之称。对于三焦的生理功能，可从整体功能和局部部位划分两方面来认识。

1. 三焦的整体功能

（1）通行元气：元气是人体最根本的气，由肾精所化生，通过三焦布散至五脏六腑，充斥于全身，发挥其功能。

（2）运行水液：体内水液代谢是肺、脾、肾等脏腑协同作用的结果，但必须以三焦作为通道，才能输布。

2. 三焦的部位划分及各自特点

（1）上焦：膈以上的胸部，包括心、肺以及头面部，称作上焦。上焦具有宣发卫气，布散水谷精微的作用，如雾露之溉，故称"上焦如雾"。

（2）中焦：膈以下、脐以上的上腹部，包括脾、胃、肝、胆，称作中焦。中焦具有消化、吸收并输布水谷精微和津液，化生气血的作用，如酿酒发酵一般，故称"中焦如沤"。

（3）下焦：脐以下的部位，包括肾、大小肠、膀胱、女子胞，称作下焦。下焦具有排泄糟粕和尿液的作用，如排泄水浊的沟渠，故称"下焦如渎"。

三、奇恒之腑

奇恒之腑包括脑、髓、骨、脉、胆、女子胞，其中髓、骨、脉、胆前已论述，故此处仅介绍脑和女子胞。

（一）脑

脑居颅腔之中，与脊髓相通，由髓汇集而成，故说"脑为髓之海"。脑的主要生理功能是主精神意识思维和感觉。

1. 主精神意识思维活动

人的精神意识思维及情志活动等均与脑密切相关。脑的功能正常，则精神饱满，思维敏捷，意识清楚，记忆力强，语言清晰，情志活动正常。若脑有病变，则精神意识思维活动异常，表现为精神委靡，记忆力差，意识不清，思维迟钝，情志异常等。

2. 主感觉功能

脑主感觉的功能正常，则视物清楚，听觉与嗅觉灵敏，感觉正常；若大脑感觉功能失常，则视物不清，听觉与嗅觉迟钝，感觉异常。

（二）女子胞

女子胞又称胞宫、子宫等，位于小腹。女子胞的主要生理功能是主月经和孕育胎儿。

1. 主月经

女子胞是女性生殖功能发育成熟后产生月经的重要器官。健康女子到了 14 岁左右，肾中精气旺盛，天癸至，任脉通畅，冲脉旺盛，女子胞发育成熟，月经来潮。到了 49 岁左右，肾中精气渐衰，天癸渐绝，冲任二脉的气血也逐渐衰少，月经紊乱，乃至绝经。

2. 孕育胎儿

月经正常来潮后，女子胞就具备了生殖和养育胎儿的能力。受孕之后，女子胞就成为孕育和保护胎儿的重要器官。

四、脏腑之间的关系

人体是一个有机的整体。脏腑虽然有各自的生理功能，但它们不是孤立的，而是在生理上相互联系，在病理上相互影响。

（一）脏与脏之间的关系

1. 心与肺

心与肺的关系，实际上是血和气的关系。心主血，血的运行虽为心所主，但离不开肺气的推动。反之，心主血脉功能正常，血液正常循环，才能维持肺的呼吸功能以及气的正常输布。

心与肺在病理上相互影响。如肺气虚或肺失宣肃，可影响心的行血功能，导致血液运行失常，出现胸闷，甚则唇青、舌紫、脉涩迟等血瘀的病理表现。反之，若心气不足或心阳不振，可影响肺的宣发和肃降，出现咳嗽、气促等肺气上逆的病理表现。

2. 心与脾

心与脾的关系，主要体现在血液的生成和运行两方面。一方面，心血靠脾气转输的水谷精微化生，而脾的转输功能又赖心血滋养。脾气健运，化源充足，心血充盈；心血充足，脾得濡养，脾气健运。另一方面，血液在脉中运行，既有赖于心气的推动而不致迟缓，又依靠脾气的统摄而不致逸出脉外，心脾协同，血液运行正常。

在病理上，心脾两脏也相互影响。如脾气虚，气血生化无源，或脾不统血致血液妄行，均可导致心血不足；反之，心血不足无以滋养脾，也可导致脾气虚弱，上述病证均可形成以心悸、失眠、多梦、腹胀、食少、体倦、面色无华等为主要症状的心脾两虚证。

3．心与肝

心与肝的关系，主要体现在血液及精神情志两方面。心主血，肝藏血，心肝相互配合，维持血液的正常运行。全身血液充盈，则肝有所藏，心有所主。心主血，肝主疏泄，肝的疏泄功能正常，有助于心血运行；而心血充足，肝血亦旺，肝得阴血濡养，疏泄方能正常。人的精神活动虽由心所主，但与肝的疏泄密切相关。只有在肝的疏泄功能正常，气机调畅的情况下，精神情志活动才能正常，故心与肝共同调节精神情志活动。

在病理上，心血虚可引起肝血虚，肝血虚亦可引起心血虚，最终形成心肝血虚，出现心悸、失眠、眩晕、两目干涩、肢体麻木等症。心火可引动肝火，肝火亦可引发心火，出现心烦失眠、哭笑无常、面红目赤、急躁易怒等症。

4．心与肾

心与肾的关系，主要体现在"心肾相交"方面。心属火，位于上焦；肾属水，位于下焦。心火下降于肾，温煦肾，使肾水不寒；肾水上济于心，制约心火，使之不亢。这种相互交往、相互制约的关系，称为"心肾相交"，也称"水火既济"。心肾相交，从而保持心肾阴阳升降的动态平衡。若肾水不能上济于心，心火不能下降于肾，则可导致心肾不交，出现心烦失眠、腰膝酸软，或男子遗精，女子梦交等症。

5．肺与脾

肺与脾之间的关系，主要体现在气的生成和水液代谢两个方面。肺司呼吸，吸入自然清气；脾主运化，化生水谷精气，两者结合生成宗气。肺主通调水道，脾主运化水液，两者分工合作，共同维持水液代谢。肺的宣发肃降与通调水道，有助于脾运化水液；脾转输水液于肺，是肺通调水道的前提。

在病理上，若脾气不足，运化失健，导致肺气亦虚；肺气不足，也会影响及脾，最终导致脾肺气虚，可见声低懒言、倦怠少气、咳喘无力、食少腹胀、便溏等症。若脾失健运，水液停聚，变生痰饮，又可使肺失宣降，表现为咳嗽、气喘、咳痰等症，故有"脾为生痰之源，肺为贮痰之器"之说。

6．肺与肝

肺与肝的关系，主要体现在对气机的调节方面。肺主降而肝主升，二者相互协调，对全身气机的调畅起着重要作用。若肝升太过，或肺降不及，可导致气火上逆，出现咳喘，甚则咯血等。肺失清肃，燥热内盛，亦可影响肝的疏泄，出现咳嗽、胸胁胀满、头晕头痛、面红目赤等。

7. 肺与肾

肺与肾的关系，主要体现在水液代谢与呼吸两方面。肺主通调水道，为水之上源；肾主水。肺的通调水道功能，有赖于肾阳的蒸气化；而肾的主水功能，亦有赖于肺的宣发肃降和通调水道。两脏相互协同，以保证人体水液的正常输布和排泄。若肺失宣肃，必累及于肾，而出现尿少、水肿等症。此外，肺司呼吸，肾主纳气，在呼与吸过程中两脏协调配合，维持呼吸深度，以共同完成呼吸功能，故有"肺为气之主，肾为气之根"之说。若肾不纳气，就会出现呼吸表浅、动则气喘等症。

8. 肝与脾

肝与脾的关系，主要体现在疏泄与运化的相互为用、藏血与统血的相互协调方面。肝主疏泄，调畅气机，促进脾的运化功能；脾气健运，气血化生有源，肝体得以滋养，有利于肝主疏泄。肝主藏血，调节血量；脾主运化，统摄血液。二者相互配合，维持血液的正常运行。若肝脾产生病变，可相互影响。若肝失疏泄，横犯脾胃，引起肝脾不调或肝胃不和，可出现胸胁胀满，喜太息，食少纳呆，腹胀便溏等。若脾虚生血不足，或脾不统血，出血过多，则可导致肝血虚。

9. 肝与肾

肝与肾的关系，主要体现在精血相互资生、疏泄与封藏相互制约协调、阴阳之间的协调平衡三个方面。肝藏血，肾藏精，精血之间可相互资生转化，故有"精血同源""肝肾同源"之说。肝主疏泄，肾主封藏，两者相互制约、相互协调，有调节女子月经来潮和男子排泄精液的作用。肝肾阴阳息息相通，相互滋生，相互制约，从而维持肝肾阴阳的充盛与平衡。若肾阴不足，不能滋养肝木，可导致肝阳上亢；若肝阴不足，累及肾阴，导致肝肾阴虚，可出现眩晕、健忘、耳鸣、腰膝酸软等症。

10. 脾与肾

脾与肾的关系主要体现在先天和后天相互促进及水液代谢方面。脾主运化，为后天之本；肾藏精，为先天之本。脾主运化，化生精微，有赖肾阳的温煦；肾藏精，肾中精气有赖脾所运化的水谷精微的充养。脾主运化水液，须有肾阳的温煦气化；肾主水，又赖脾气的制约。二者协调配合，维持水液代谢的正常进行。若脾肾产生病变，可相互影响。若肾阳亏虚，不能温煦脾阳，或脾阳久虚，进而损及肾阳，皆可导致脾肾阳虚，表现为腰膝冷痛、形寒肢冷、食少腹痛、下利清谷或五更泄泻、水肿尿少等症。

（二）腑与腑之间的关系

六腑之间的相互关系，主要体现在饮食物的消化、吸收和排泄过程中的相互联系和密切配合。

饮食物入胃，经腐熟而下传于小肠，通过小肠的进一步消化，泌别清浊，其清者经脾的转输，营养全身；其浊者下达于大肠，经传导与变化，形成粪便排出体外。代谢后的水液，渗入膀胱，经气化作用排出体外。在饮食物的消化、吸收和排泄过程中，还有赖于肝胆的疏泄功能，以助饮食物的消化。三焦是津液和元气运行的道路，三焦的气化，推动和支持着元气和津液的正常运行。六腑传化水谷，需要不断地受纳、消化、传导和排泄，宜通不宜滞，故有"六腑以通为用"和"腑病以通为补"的说法。

病理方面，六腑的病变可相互影响。如胃有实热，灼伤津液，可致大肠传导不利，出现大便秘结不通；大肠燥结，大便不行，也可影响胃的和降，出现恶心、呕吐等胃气上逆之症。

（三）脏与腑之间的关系

脏与腑的关系，主要是阴阳表里的关系。脏属阴，腑属阳；脏为里，腑为表。脏与腑之间有经络相互络属，从而构成了脏腑间的密切联系。

1. 心与小肠

心经属心络小肠，小肠经属小肠络心，故心与小肠通过经脉的相互络属构成表里关系。表现在病理方面，心火炽盛，可下移于小肠，出现尿短赤、尿痛等症。小肠有热，亦可循经上炎于心，出现心烦、舌赤、口舌生疮等症。

2. 肺与大肠

肺经属肺络大肠，大肠经属大肠络肺，故肺与大肠通过经脉的相互络属构成表里关系。

肺的肃降与大肠的传导功能相互促进。肺气肃降，有助于大肠传导；大肠传导，糟粕下行，可助肺气肃降。若大肠有热，腑气不通，可致肺失肃降，出现咳喘、胸满等症。若肺失清肃，津液不能下达，则出现大便干结。

3. 脾与胃

脾经属脾络胃，胃经属胃络脾，故脾与胃通过经脉的相互络属构成表里关系。脾主运化，胃主受纳；脾主升，胃主降。脾气升，则水谷之精微输布；胃气降，则水谷及糟粕下行。两者共同完成饮食物的消化吸收及其精微的输布，滋养全身。在病理方面，若脾失健运，可影响胃的受纳与和降，出现食少、恶心呕吐、脘腹胀满等症；若胃失和降，则可影响脾的升清与运化，出现腹胀、便溏等症。

4. 肝与胆

胆附于肝，肝胆通过经脉相互络属构成表里关系。胆汁来源于肝之余气，胆汁的排泄也依靠肝的疏泄功能。若肝失疏泄，可影响胆汁的分泌与排泄；胆汁排泄不畅，亦可影响肝的疏泄，因此，常出现肝胆同病。

5. 肾与膀胱

肾与膀胱通过经脉相互络属构成表里关系。膀胱的贮尿和排尿功能，依赖于肾的气化。肾气充足，固摄有权，膀胱开合有度，则小便正常。若肾气虚弱，气化失常，固摄无权，则膀胱开合失度，出现小便不利或尿频、遗尿、尿失禁等症。

 想一想

任某，女，63 岁。患者多年来身体虚弱，稍有饮食不节即胃脘不适，精神不振，常因忧思恼怒而诱发。两天前，患者因和家人吵架而生气，出现脘腹胀痛。主诉脘腹和胸胁胀满闷痛，嗳气频发，喜太息，便溏。舌质淡红、苔薄，脉微弦。

请思考：

1. 患者出现上述证候与哪几个脏有关？
2. 本病是如何产生的？

第四节 气、血、津液

气、血、津液是构成人体和维持人体生命活动的基本物质。脏腑经络等组织器官的功能发挥依靠气、血、津液的推动、温煦和濡养，而气、血、津液的生成和输布，又有赖于脏腑经络等组织器官的功能活动。因此，无论是在生理还是在病理方面，气、血、津液和脏腑经络等组织器官之间都存在着互为因果的密切关系。

一、气

（一）气的概念

中医学中的气有两个概念：一是指构成人体和维持人体生命活动的精微物质，如水谷之气、呼吸之气；二是指脏腑组织的生理功能，如脏腑之气、经络之气等。

（二）气的生成

人体的气，来源于先天之精气、水谷之精气和自然界之清气三个方面，在肺、脾、肾等脏腑的共同作用下，相互结合而成。其中先天之精气，禀受于父母，是促进人体生长发育的原始动力和繁衍后代的最基本物质。水谷之精气，来源于饮食物，由胃受纳、腐熟饮食物，经脾的运化，将饮食物中的营养成分转化为能被人体利用的水谷精微，成为化生气血的主要物质来源。自然界的清气通过肺吸入人体，并在肺内进行气体交换，吐故纳新，参与人体气的生成。

（三）气的功能

1. 推动作用

推动作用是指气具有推动和激发作用。人体的生长、发育，各脏腑经络等组织器官的生理功能，血的生成、运行，以及津液的生成、输布和排泄等，均离不开气的激发和推动。若气的推动作用减弱，则脏腑功能活动减弱，生长、发育迟缓或未老先衰，血液、津液生成不足或代谢异常。

2. 温煦作用

温煦作用是指气具有温暖、熏蒸的作用。人体体温的维持、脏腑经络等组织器官生理功能的实现、血液与津液的正常循行，都有赖于气的温煦作用。若气的温煦作用减弱，可出现畏寒肢冷、体温低下、脏腑功能减退等病症。

3. 固摄作用

固摄作用是指气具有统摄和控制体内液态物质，防止其无故流失的作用，主要表现在三个方面：一是固摄血液，防止血液溢出脉外，保证血液的正常循行；二是固摄津液，可控制唾液、汗液、尿液等的分泌量和排泄量，防止其无故丢失；三是固摄精液，防止妄泄。若气虚，则固摄能力减弱，如气不摄血，可导致各种出血证；气不摄津，可出现流涎、自汗、遗尿等病症；气不摄精，可出现滑精、早泄等病症。

4. 防御作用

防御作用是指气具有护卫肌表，抗御外邪入侵的作用。气的防御作用正常，则邪不易侵入机体；若气的防御作用减弱，则机体抵抗外邪能力不足，一方面易患疾病，另一方面患病后不易痊愈。

5. 气化作用

气化是指通过气的运动而产生的各种变化，具体而言，即指气具有促进气、血、津液各自的新陈代谢及其相互转化的功能。气化是人体生命活动的基本特征。在气化作用下，饮食水谷化为精微，进而转变为精、气、血、津液；津液通过代谢，化为汗液和尿液。若气化失常，则影响气、血、津液的生成及相互转化，影响汗液和尿液的排泄等。

（四）气的运动

气的运动，称作气机。气的运动形式多种多样，概括起来主要有升、降、出、入四种基本形式。升，即气向上的运动；降，即气向下的运动；出，即气由内向外的运动；入，即气由外向内的运动。气的升与降、出与入，相反相成，相互对立又相互协调，保持着动态平衡。

气的升、降、出、入是人体各种生理活动的基础，并且只有在脏腑经络等组织器官的生理活动中，气的升、降、出、入运动才能得到具体体现。如肺的呼气是出，吸气是入；脾的升清，胃的降浊等。

气的升降出入运动协调平衡，称为"气机调畅"。只有气机调畅，才能维持人体正常的生理功能。若气机失常，即气的升、降、出、入的平衡失调，称为"气机失调"，就会出现气郁、气滞、气逆、气陷、气闭、气脱等病症。气的升、降、出、入运动一旦停止，则意味着生命的终结。

（五）气的分类

人体之气，根据其生成来源、分布部位和功能特点的不同，可分为元气、宗气、营气和卫气。

1. 元气

元气又称"原气"，是人体最基本、最重要的气，是人体生命活动的原动力。

（1）生成：元气根于肾，是由肾中精气所化生。肾中精气以先天之精为基础，同时又赖后天脾胃水谷之气的不断充养。

（2）分布：元气根于肾，通过三焦输布全身，内至脏腑，外达肌表，无所不在。

（3）功能：一是推动和激发各脏腑经络等组织器官的生理活动；二是促进人体的生长、发育和生殖。元气充沛，则机体活力旺盛，各脏腑经络等组织器官的功能正常，机体强健而少病。

2. 宗气

（1）生成：宗气由脾胃化生的水谷精气与肺吸入的清气结合而成。

（2）分布：宗气积于胸中，贯注心肺之脉。上出于肺，循喉咙走息道，下注于丹田，并注入足阳明之气街而下行于足；其注入心者，通过心入脉中，在脉中推动气血的运行。

（3）功能：一是走息道而司呼吸，宗气的盛衰与呼吸有关。宗气充足，则呼吸有力；宗气不足，则呼吸微弱。二是贯心脉以行气血，气血的运行、心搏的强弱及节律等，均与宗气的盛衰有关。三是与人体的视、听、言、动等功能有关。

3. 营气

营气指行于脉中，具有营养作用之气。营气与血同行脉中，故以"营血"并称。营气与卫气相对而言，属阴，故称"营阴"。

（1）生成：营气由水谷精气所化生，是水谷精气中富有营养的部分。

（2）分布：营气循行于脉中，灌注五脏六腑。

（3）功能：一是化生血液。营气与津液注入脉中，化而为血，是血液的重要组成部分。二是营养全身。营气可流注全身，为全身组织器官提供营养物质，保证脏腑经络功能的正常进行。

4. 卫气

卫气是指运行于脉外之气。与营气相对而言，卫气属阳，故又称"卫阳"。

（1）生成：卫气来源于脾胃运化的水谷精气，是水谷精气中活力较强、运动迅速的部分。

（2）分布：卫气运行于脉外。卫气具有很强的活性，故不受脉道约束，内而五脏六腑，外而肌肤腠理，布散于全身。

（3）功能：一是防御作用，即护卫肌表，抵御外邪入侵。二是温养作用，即温养脏腑、肌肉和皮毛。三是调节作用，即调节腠理开合，控制汗液排泄，从而维持体温的相对恒定。

 拓展阅读

卫气与睡眠养生

卫气昼行于阳，夜行于阴。人入睡之后，卫气主要分布于五脏，在表的卫气较少。因此，人入睡后抵抗外邪的能力下降，易感受外邪，故睡眠时要格外注意养生。不可迎风而眠，睡后应及时覆以衣被，以防外感。

二、血

（一）血的概念

血是循行于脉中极富营养作用的红色液态物质，是构成人体和维持人体生命活动的基本物质。血必须在脉中运行，才能发挥其生理作用。

（二）血的生成

水谷精微和肾精是血液化生的基础。它们在脾胃、心、肺、肾等脏腑的共同作用下，经过一系列气化过程而化生为血液。血的生成来源具体可概括为以下两个方面。

1. 脾胃化生的水谷精微

食物经胃的腐熟和脾的运化，转化为水谷精微，水谷精微所化生的营气和津液是血液的主要组成成分。水谷精微经脾的运化和心肺的气化作用，注之于脉，化赤为血。

2. 肾精

肾藏精，精生髓，精髓化生血液，即精与血之间存在着相互资生、相互转化的关系，故有"精血同源"之说。

（三）血的运行

血液运行受多种因素的影响，其中脉道的通利完整及全身各脏腑生理功能正常是基本条件，尤其与心、肺、肝、脾的关系密切。

心主血脉，心能推动血液在脉管中运行，是血液运行的动力。肺朝百脉，主气，司呼吸，进行体内外清浊之气的交换，之后将富含清气的血液通过百脉输送到全身。脾主统血，脾气健旺，气之固摄作用较强，血液就不会逸出脉外。肝主藏血，可贮藏血液、调节血量，使人体在不同生理状态下得到所需要的血液供应，并能防止出血。此外，肝主疏泄，能调畅气机，促进血液的正常循行。

（四）血的功能

1. 濡养滋润全身

血循行于全身，内至五脏六腑，外达肌肤官窍，源源不断地濡养和滋润各脏腑组织器官，以发挥相应的生理功能。血液充盈，血行通畅，则四肢壮实，肌肉丰满，面色红润，毛发润泽，感觉灵敏，运动自如。若血液亏虚，全身得不到血的濡养，则表现为面色无华或萎黄，头昏眼花，毛发枯槁，肌肤干燥，肢体麻木等。

2. 神志活动的物质基础

心藏神，以血液为物质基础。血液充盈，血脉通利，则神志清晰，精神饱满，思维敏捷，心情舒畅。若血液亏虚，或血行失常，则表现为心烦，失眠，多梦，健忘，精神恍惚，神志不安，甚或出现神昏谵语等。

三、津液

（一）津液的概念

津液是人体内一切正常水液的总称，是构成人体和维持人体生命活动的基本物质。在体内，除血液外，其他正常的液体都属于津液的范畴，包括各脏腑组织器官内的液体，如胃液、肠液、关节腔液、脑脊液，以及其衍生物，如泪液、唾液、汗液、尿液等。

津与液均来源于脾胃运化产生的水谷精微，两者虽同属一体，但在性状、分布部位、功能等方面却不同。津质清稀，流动性大；液质黏稠，流动性小。从分布部位来说，津主要分布于肌肤、孔窍等部位；液灌注于关节、内脏、脑髓等组织。从功能来说，津可渗入血脉，起到滋润的作用；液主要濡养关节、内脏、脑髓以及眼、口、鼻等孔窍。

（二）津液的生成、输布和排泄

1. 津液的生成

津液来源于饮食水谷，是在脾、胃、小肠、大肠等脏腑的作用下生成的。

2. 津液的输布

津液的输布是在肺、脾、肾三脏的密切配合及肝、三焦等参与下完成的。肺主宣发肃降，通调水道，布散津液至全身。脾为水液代谢的枢纽，转输和"散精"，"上输于肺"。肾为水脏，肾通过蒸腾气化，使水液之清者升腾、浊者下泄。三焦是水液运行和输布的通道。三焦水道通畅，则津液能正常输布。肝主疏泄，调畅气机，促进津液的输布。

3. 津液的排泄

津液的排泄和津液的输布一样，主要依赖肺、脾、肝、肾和三焦等脏腑的综合作用，其具体排泄途径如下。

（1）汗和呼吸：肺气宣发，将津液外输于体表皮毛，在气的蒸腾作用下，津液形成汗液，由汗孔排出体外。肺主呼吸，肺在呼气时也会随之带走部分津液。

（2）尿：尿液为津液代谢的最终产物。在肾与膀胱的气化作用下，多余的水液化成尿液，排出体外。

（3）粪便：大肠传化糟粕，同时将部分多余的水液与粪便一并排出体外。

（三）津液的功能

1. 滋润和濡养

布散于体表的津液能滋润皮肤、润养肌肉，使毛发光泽、肌肉丰满；体内的津液能滋养脏腑，维持各脏腑的正常功能；注入各孔窍的津液，使眼、耳、口、鼻等九窍濡润；流入关节的津液，能滑利关节；渗入骨髓的津液，能充养骨髓和脑髓。

2. 化生血液

渗入血脉的津液是组成血液的基本物质，直接关系到血液的盈亏，且具有充养和滑利血脉的作用。津液可根据血液浓度的变化，出入脉道内外，以调节血液浓度。

3. 排泄废物

津液在其自身的代谢过程中，能将机体的代谢产物通过汗、尿等方式不断排出体外，以维持各脏腑的正常活动。

4. 维持阴阳平衡

津液作为阴液的一部分，可化生血液，濡养和滑利血脉，对调节人体的阴阳平衡起重要作用。

四、气、血、津液之间的关系

（一）气与血的关系

气属阳，主动，主煦之；血属阴，主静，主濡之。气与血之间的关系可以用"气为血之帅，血为气之母"概括。

1. 气为血之帅

（1）气能生血：气能生血是指气的运动变化是血液生成的动力。气从两方面来体现其生血的功能：① 血液的生成是通过气的运动变化完成的。从饮食物转化为水谷精微，又从水谷精微转化为营气和津液，再从营气和津液转化为赤色的血液，每一个环节都离不开相应脏腑之气的推动和激发作用。② 气为化生血液的基本物质之一，如营气是血液的重要组成部分。故临床治疗血虚证时，常配合补气药，达到补气生血的目的。

（2）气能行血：气能行血是指气的推动作用是血液运行的动力。气通过两种方式来推动血液的运行：① 气直接推动血液运行，如宗气能贯注心脉以助心行血。② 气可以促进和激发脏腑的功能活动，通过脏腑的功能活动来推动血液的运行。气对血液的正常运行起着重要的作用，因此在治疗血行失常的病证时，常配伍补气、行气、降气之药。

（3）气能摄血：血在脉中循行而不逸出脉外，主要依赖气的固摄作用。气不摄血则见各种出血的表现。因此，临床治疗出血的病证时，止血的同时也需补气。

2. 血为气之母

（1）血能养气：气存血中，血不断地为气的生成和功能活动提供营养，使气保持充盛。血足则气旺，血虚则气衰。

（2）血能载气：血是气的载体，气必须依附于血才不致散失，并依赖血的运载而布达全身。若血虚或大出血时，气失去依附，则可浮散无根而发生脱失。

（二）气与津液的关系

气属阳，津液属阴，气与津液在属性与功能上有一定的区别，但两者在生成和输布等方面关系密切。

1. 气能生津

津液的生成离不开气的作用，津液源于水谷精微，水谷精微的生成有赖于脾胃的运化功能，而气能推动和激发脾胃的功能，因此气旺则津液化生充足。

2. 气能行津

津液的输布和排泄有赖于气的升降出入和气化作用，气行则水行。若气的运动出现异常，则可导致津液的输布、排泄障碍。如气虚或气滞则气不行津，津液运行停滞，而出现水湿痰饮等病理产物。

3. 气能摄津

气能摄津是指气的固摄作用能控制津液的排泄，使其在体内的量维持在一定的范围内。若气的固摄作用减弱，可出现多汗、多尿、遗尿等症。

4. 津能载气

津液是气运行的载体之一，气依附于津液而存在。因此，津液的丢失，必然导致气的耗损，当因大汗、大吐、大泻而大量丢失津液时，气亦随之大量外脱，称之为"气随津脱"。故《金匮要略心典·痰饮》曰："吐下之余，定无完气。"

5. 津能化气

水谷化生的津液，通过脾气升清散精，上输于肺，再经肺之宣降，下输于肾和膀胱，在肾阳的蒸腾下，化而为气，升腾敷布于脏腑，发挥其滋养作用，以保证脏腑、组织、形体、官窍的正常生理活动。

（三）血与津液的关系

血与津液均来源于脾胃化生的水谷精微。血行于脉中，渗于脉外便转化为津液，脉外的津液也可渗入脉中，成为血液的组成部分，故有"津血同源"之说。若血虚或津亏时，则二者相互影响。如当血液亏虚时，脉外的津液大量渗透于脉中以补偿血液的不足，则会导致脉外的津液不足，称为"耗血伤津"。而当津液大量丢失时，不仅渗入脉中的津液不足，脉中的津液亦可渗出脉外，以补充体内津液之亏损，则会造成血脉空虚，称为"津枯血燥"。

想一想

　　刘某，女，36岁。两年前因流产失血过多而致头晕、心悸、失眠、多梦。久服镇静剂无效，而头晕反增，入夜惊惕恐惧，白天神疲乏力，动则汗出，气短懒言，食欲不振，月经一年未至，面白无华，舌质淡，脉弱。

　　请思考：

　　1. 试分析本病产生的原因。

　　2. 本病应如何治疗？

第五节　经　络

　　经络是人体气血运行的通路。经络学说是研究人体经络系统的组成、循行规律、生理功能、病理变化及其与脏腑、气血等相互关系的学说。经络学说贯穿于中医学基础理论、临床各科诊疗及护理活动过程之中，尤其对针灸、推拿等学科具有重要指导意义。

（一）经络的概念

经络，是经脉和络脉的总称。经，有路径之意，是经络系统的主干。络，有网络之意，是经脉的细小分支，呈纵横交错状网络全身，无处不到。经络将人体的五脏六腑、四肢百骸、五官九窍、皮肉筋骨等联结成一个协调统一的有机整体，使人体各部的功能活动保持协调和相对平衡。

（二）经络系统的组成

经络系统由经脉和络脉组成。经脉包括十二经脉、奇经八脉以及连属部分。络脉包括十五络脉、浮络和孙络（图1-3）。

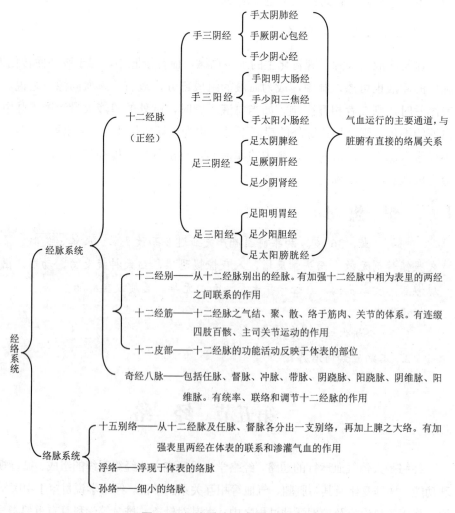

图1-3　经络系统组成图

二、十二经脉

（一）十二经脉的命名

十二经脉又名十二正经，是经络系统的主体。十二经脉的命名是结合了手足、阴阳、脏腑三个方面来确定的。循行于上肢的为手经；循行于下肢的为足经。循行于四肢内侧、属于脏的经为阴经，包括太阴经、厥阴经、少阴经；循行于四肢外侧、属于腑的经为阳经，包括阳明经、少阳经、太阳经。

（二）十二经脉走向、交接及分布规律

1. 走向及交接规律

十二经脉的循行走向特点：手之三阴从胸走手，手之三阳从手走头，足之三阳从头走足，足之三阴从足走腹（图1-4）。

十二经脉的交接规律：相为表里的阴经与阳经在四肢末端交接；同名的手、足阳经在头面部交接；手足阴经在胸腹部交接（图1-4）。

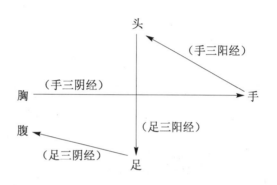

图1-4 十二经脉走向和交接规律示意图

2. 体表分布规律

十二经脉对称地分布于人体两侧，在体表分布有一定规律。

阴经分布于四肢内侧，其排列次序为：太阴经在前，厥阴经居中，少阴经在后。阳经分布于四肢的外侧，其排列次序为：阳明经在前，少阳经居中，太阳经在后（表1-3）。内侧前、中、后线的经脉与外侧前、中、后线的经脉互为表里。

表1-3 十二经脉名称及循行分布规律表

部位	阴经（属脏）	阳经（属腑）	主要循行部位（阴经行于内侧，阳经行于外侧）	
手	太阴肺经	阳明大肠经		前缘
	厥阴心包经	少阳三焦经	上肢	中线
	少阴心经	太阳小肠经		后缘
足	太阴脾经	阳明胃经		前缘
	厥阴肝经	少阳胆经	下肢	中线
	少阴肾经	太阳膀胱经		后缘

注：在小腿下半部和足背部，肝经在前，脾经在中。至内踝上8寸处交叉之后，脾经在前，肝经在中。

（三）十二经脉流注次序

十二经脉首尾相贯，如环无端，气血在其中循环贯注，周流不息，维持全身各脏腑组织器官的生理功能。十二经脉之气，始于手太阴肺经，依次流注，最后传至足厥阴肝经，再流注于手太阴肺经，周而复始（图1-5）。

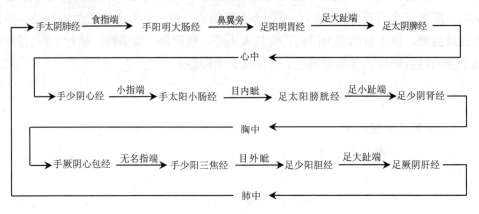

图 1-5　十二经脉流注次序图

三、奇经八脉

奇经八脉即督脉、任脉、冲脉、带脉、阴跷脉、阳跷脉、阴维脉、阳维脉。因其不与脏腑相络属，也没有表里配属关系，又不同于十二正经，故称奇经。奇经八脉纵横交叉于十二经脉之间，可加强十二经脉之间的联系，调节十二经脉的气血。

（一）督脉

1. 循行

督脉起于胞宫，下出会阴，向后进入骶部，沿脊柱正中线上行，至颈部后入颅内，络脑，并由项沿头部正中线，经头顶、额部、鼻部、上唇，到上唇系带处。

2. 功能

督脉有总督一身阳经的作用。十二经脉中的手、足三阳经均会于督脉，故称督脉为"阳脉之海"。

（二）任脉

1. 循行

任脉起于胞宫，下出会阴，向前进入阴毛处，沿腹部和胸部正中线上行，上行至下颌部，环绕口唇，经面颊，分行至目眶下。

2. 功能

任脉有总任一身阴经的作用，故称"阴脉之海"。任，与"妊"意义相通。任脉起于胞中，与女子妊娠有关，故又有"任主胞胎"之说。

（三）冲脉

1. 循行

冲脉起于胞宫，下出会阴，在少腹部与足少阴肾经相并，沿腹部两侧上行，散布于胸中。再上行达咽喉，环绕口唇，至目眶下，并通过其分支行脊柱、通督脉，上至头、下至足，贯穿全身。

2. 功能

冲脉调节全身气血，为十二经脉要冲，故称为"血海""十二经脉之海"。

（四）带脉

1. 循行

带脉起于胁下，围绕腰腹一周，状如束带。

2. 功能

带脉有总束阴阳经脉的功能，故有"诸经皆属于带"之说。

四、经络的生理功能及经络学说的应用

（一）经络的生理功能

1. 沟通联系作用

人体是由五脏六腑、四肢百骸、五官九窍、皮肉筋骨等组成。它们虽各自有不同的生理功能，但通过经络系统的联络作用，使机体保持着协调和统一。因此，经络具有沟通上下表里、联系脏腑器官的作用。

2. 运行气血作用

气血是人体生命活动的物质基础，而经络是人体气血运行的通道，它能将营养物质输布到全身各脏腑组织器官，使脏腑组织得以营养，筋骨得以濡润，关节得以通利，从而完成正常的生理活动。

3. 感应传导作用

经络系统能将针刺或其他刺激的感应，沿经络传导至内脏；内脏的生理功能和病理变化，也可通过经络反映于体表。针刺中的"得气"现象，就是经络感应、传导作用的具体体现。

4. 调节平衡作用

经络能协调阴阳，使人体的功能活动保持相对平衡。当人体发生疾病，出现气血不和及阴阳偏盛、偏衰的证候时，可运用针灸等治法来激发经络的调节作用，使阴阳平衡。

（二）经络学说的应用

1. 阐释病理变化

在正常生理状态下，经络能运行气血，并具有感应传导等作用。而发生疾病时，经络又会成为传注病邪的途径，具有反映病候的特点。如外邪侵犯人体肌表，病邪可通过经络由表及里。内脏的病变也可通过相应的经络循行路线反映于体表，体表某些部位或官窍的异常表现，往往是内在病变的反映。如肝火上炎见目赤，胃火炽盛见牙龈肿痛等。

2. 指导疾病的诊断

经络有一定的循行路线和络属脏腑，可以反映所属脏腑的病证。在诊断疾病时，可根据疾病所出现的证候，结合经络循行的部位及所属的脏腑，作为诊断疾病的依据。如胁肋疼痛、乳房胀痛多与肝有关。

3. 指导疾病的治疗

经络学说在中医临床各科，尤其是针灸、推拿以及药物治疗应用等方面，具有重要的指导意义。如针灸中的"循经取穴法"，就是经络学说的具体应用。例如肝气郁结常循经取太冲穴，胃病取足三里穴等。又如药物治疗，也以经络为通道，通过经络的传导转输而使药到病所，发挥治疗效应。如治疗头痛，属阳明经头痛者用白芷，属少阳经头痛者用柴胡，属太阳经头痛者用羌活，属厥阴经头痛者用藁本。

第六节 病 因

病因，就是导致人体发生疾病的原因。根据病因类型与发病途径，将病因分为三类：外感性致病因素，包括六淫、疠气；内伤性致病因素，包括内伤七情、饮食、劳逸；其他致病因素，包括痰饮、瘀血、外伤、虫兽伤等。

一、六淫

（一）六淫的概念

六淫，即风、寒、暑、湿、燥、火六种外感病邪的统称。淫，有太过、浸淫之

 笔记

52

意。风、寒、暑、湿、燥、火是自然界六种不同的气候变化，在正常情况下，称为"六气"。六气是万物生长和人类赖以生存的必要条件，不会使人发病。当气候变化异常，六气发生太过或不及，或非其时而有其气，例如春天应温反寒，秋天应凉反热等，以及在人体正气不足，抵抗力下降时，六气才会成为致病因素，这种能导致机体发生疾病的六气，称为"六淫"。

（二）六淫致病的共同特点

1. 外感性

六淫致病，邪气多从肌表或口鼻侵入人体而发病，故又有"外感六淫"之称。六淫是外感病的主要致病因素。

2. 季节性

六淫致病具有明显的季节性，与季节气候变化密切相关。如春季多风病，夏季多暑病，长夏多湿病，秋季多燥病，冬季多寒病等。

3. 地域性

六淫致病多与工作或居住环境有关。如西北高原地区常见寒病、燥病；东南沿海地区常见湿病、温病；久居湿地常有湿邪为病；高温环境作业常有燥热或火邪为病等。

4. 相兼性

六淫邪气既可单独致病，也可两种或两种以上同时侵犯人体而致病。如风寒感冒、湿热泄泻等。

5. 转化性

六淫致病后，在疾病发展过程中不仅可以相互影响，而且在一定条件下还可以相互转化，如寒邪可郁而化热，暑湿日久可化燥伤阴等。

 拓展阅读

内生五邪

在临床证候中，有许多因脏腑阴阳气血失调而造成的病变，出现类似风、寒、暑、湿、燥、火致病的证候，因其为内伤而非外感所致，故将此类证候称为内风、内寒、内湿、内燥、内火，统称"内生五邪"。

（三）六淫的性质和致病特点

1. 风邪

风邪为春季的主气，风邪致病以春季多见。但风邪致病不仅限于春季，一年四季均可发生。

（1）风为阳邪，其性开泄，易袭阳位：风为阳邪，是指风具有向上、向外、轻扬、升发的特点，故属阳邪。风性开泄，是指风邪致病易使人腠理开泄而有汗出。易袭阳位，是指风邪伤人易犯人体上部（头面部）和肌表。故风邪致病可见头痛、鼻塞、项背痛、汗出、恶风等症，即所谓："伤于风者，上先受之。"

（2）风性善行而数变：善行，是指风邪致病具有病位游移、行无定处的特性。如痹证中的"风痹"，表现为关节疼痛呈游走性，痛无定处。"数变"是指风邪致病具有发病迅速、变化无常的特点。如风疹，皮疹瘙痒突然发作，此起彼伏，时隐时现。

（3）风性主动：风性主动是指风邪致病具有动摇不定的特点。风邪致病常表现为眩晕、震颤、四肢抽搐、角弓反张、颈项强直、直视上吊等症状，故称"风胜则动"。如外感热病中的"热极生风"和内伤病中的"肝阳化风"等，均可出现上述表现。

（4）风为百病之长：百，泛指数量多；长，首领也。风为百病之长，一是指风邪常兼他邪合而伤人，为外邪致病的先导。六淫中的寒、湿、燥、热等邪，多依附于风邪而侵犯人体，如风寒、风热、风湿等。二是指风邪侵袭人体致病最多。风邪四季皆有，故风邪为患较多。

 知识链接

内　风

内风主要由肝功能失调，肝阳亢逆所致，故又称"肝风内动"。内风的主要症状有：头目眩晕、四肢麻木、手足震颤、四肢抽搐，甚则突然昏倒、不省人事、口眼㖞斜、半身不遂等。

2. 寒邪

寒为冬季的主气，故冬季多寒病，但亦可见于其他季节。寒邪致病，因其所伤部位不同，而有"伤寒"和"中寒"之别。寒邪伤于肌表者，称为"伤寒"；寒邪直中脏腑者，称为"中寒"。

（1）寒为阴邪，易伤阳气：寒为阴气盛的表现，故属阴邪。寒邪最易损伤人体的阳气，影响阳气的温煦气化作用。寒邪袭表，卫阳受损，则出现恶寒、发热、无汗、头身疼痛等症状。寒邪直中，侵犯脾胃，中阳受损，或伤及肾阳，则出现畏寒肢冷、腹中冷痛、肠鸣腹泻、小便清长等症状。

（2）寒性凝滞，主痛：凝滞，即凝结、阻滞不通之意。人体气血津液的运行，有赖于阳气的温煦推动，才能畅通无阻。寒邪侵犯人体可导致阳气不振，使气血凝结，涩滞不通，不通则痛，从而出现各种疼痛症状。寒邪所致疼痛的特点是得温则减，遇寒加重。如寒客肌表，凝滞经脉，则头痛、周身骨节酸痛；寒邪直中肠胃，气机阻滞，则脘腹冷痛或绞痛。

（3）寒性收引：收引，即收缩牵引之意。寒性收引，是指寒邪侵袭人体，可使气机收敛，腠理闭塞，经络筋脉收缩而挛急。寒邪侵犯肌表，可致腠理闭塞，汗孔闭合，出现恶寒、发热、无汗、脉紧等症状。寒客经络关节，则出现肢体拘挛作痛、关节屈伸不利等症状。

 知识链接

内 寒

　　内寒是指机体阳气虚衰，温煦气化功能减退，阳不制阴，虚寒内生，或阴邪弥漫的病理变化。内寒的病机一般为脾肾阳虚，尤以肾阳虚衰为主。

　　内寒的主要症状有：畏寒喜暖、面色苍白、四肢不温、筋脉拘挛、小便清长、下利清谷、舌淡苔白等。

3. 暑邪

暑为夏季的主气，是火热之气所化。暑邪为病，称为暑病。暑病有明显的季节性，主要发生在夏至以后，立秋之前。暑病纯属外感，无内生之说。

（1）暑为阳邪，其性炎热：暑为盛夏火热之气所化，火热属阳，故暑为阳邪，其性炎热。暑邪致病多见高热、汗出、烦渴、面赤、脉洪大等一系列阳热症状。

（2）暑性升散，易伤津耗气：升散，即上升、发散的意思。暑为阳邪，阳性升散，故暑邪伤人可致腠理开泄而大汗出。大量汗出必然导致津液亏损，症见口渴喜饮、唇干舌燥、小便短赤等。汗出过多的同时，往往气随津泄而致气虚，又可见气短乏力、脉虚，甚则突然昏倒、不省人事等。

（3）暑多挟湿：夏季气候炎热，常多雨而潮湿，热蒸湿动，水气弥漫，故暑邪常挟湿邪侵犯人体。暑病的临床表现除有发热、烦渴等暑热症状外，常兼见四肢困重、胸闷呕恶、纳呆、便溏等湿滞症状。

4. 湿邪

湿为长夏的主气。长夏时值夏秋之交，此时阳热尚盛，雨水较多，湿热熏蒸，水气上腾，湿气最盛，故长夏多湿病。此外，久居潮湿之地、冒雨涉水、水中劳作等均可造成湿邪为患，故湿邪为病一年四季均可发生。

（1）湿为阴邪，易阻气机，损伤阳气：湿与水同类，故为阴邪。湿邪侵犯人体，留滞于脏腑经络，最易阻碍气机，使气机升降失常，出现脘痞腹胀、小便短涩、大便不爽等症。五脏之中，脾主运化水液而喜燥恶湿，对湿邪有易感性。因此，湿邪侵犯人体，常先困脾，使脾运化无权，水湿停聚，出现泄泻、水肿、小便短少等病症。

（2）湿性重浊：重，即沉重、重着；湿性重，指湿邪致病，出现以沉重感为特征的临床表现，如头身困重、四肢酸楚沉重等。浊，即秽浊；湿性浊，指湿邪致病，出现以分泌物、排泄物增多且秽浊不清为特征的临床表现，如面垢眵多、小便混浊、大便溏泄、下痢脓血、妇女带下量多等。

（3）湿性黏滞：黏，即黏腻；滞，即停滞。湿性黏滞，主要表现在两方面：一是症状的黏滞性，如小便涩滞不畅、大便黏腻不爽、舌苔厚腻等。二是病程的缠绵性。湿邪致病常迁延时日，缠绵难愈，病程较长或反复发作。如风湿病、湿温病等常反复发作，不易速愈。

（4）湿性趋下，易袭阴位：湿邪有下趋之势，易伤及人体下部。如水肿、湿疹等病以下肢较为多见；小便混浊、泄泻、下痢、妇女带下等，多由湿邪下注所致。

知识链接

内　湿

内湿是水液运化、输布失常而产生的病理产物。多由过食生冷或嗜酒成癖，以致脾阳失运，湿自内生。由于内生之湿多由脾虚所致，故又称为"脾虚生湿"。

内湿的主要症状有：胸闷呕恶、脘腹痞满、食欲不振、口腻或口甜、头身困重、便溏、水肿、舌苔厚腻等。

5. 燥邪

燥为秋季的主气。秋季气候干燥，水分匮乏，故多燥病。燥邪致病，有温燥和凉燥之分。初秋有夏热之余气，燥与温热结合而侵犯人体，则为温燥；深秋有近冬之寒气，燥与寒邪结合而侵犯人体，则为凉燥。

（1）燥性干涩，易伤津液：燥与湿相对，其性干涩枯涸。燥邪致病，最易损伤人体的津液，出现津液不足之症，如口鼻干燥、咽干唇裂、干咳无痰、小便短少、大便干结等。

（2）燥易伤肺：肺为娇脏，喜润而恶燥。肺主气司呼吸，与外界大气相通，开窍于鼻。燥邪伤人，常自口鼻而入，故燥邪最易伤肺。燥邪伤肺，使肺津受损，宣降失职，出现干咳无痰或少痰，或痰黏难咯，或痰中带血，以及喘息胸痛等症。

知识链接

内　燥

内燥是指机体津液不足，人体各组织器官和孔窍失其濡润，出现以干燥枯涩为特征的病理变化。内燥多因久病伤阴耗液，或大汗、大吐、大下，或亡血失精导致阴亏液少，以及某些热性病过程中热邪伤阴或湿邪化燥等所致。

内燥的主要症状有：口干咽燥、皮肤干燥、毛发干枯不荣、干咳无痰、小便短赤、大便秘结等。

6. 火（热）邪

火（热）具有炎热特性，旺于夏季。火邪多由热生，两者性质相同，故常火热互称。

（1）火（热）为阳邪，其性炎上：火热之邪具有燔灼、升腾之性，故属阳邪。火邪燔灼炎热，其伤于人，易使机体阳气偏盛，出现高热、口渴、汗出、脉洪数等；火邪升腾上炎，故火热之邪易侵犯人体上部，尤以头面部多见，如咽喉红肿疼痛、目赤肿痛、口舌生疮、牙龈肿痛等。

（2）火（热）易扰心神：火与心气相应，心主血脉而藏神，故火邪伤及人体，最易扰乱心神，轻者出现心烦、失眠、多梦等症，重者出现狂躁妄动、神昏谵语等症。

（3）火（热）易伤津耗气：火热之邪蒸腾于内，最易迫津外泄，消灼阴液，使人体津液耗伤。故火邪致病，常见口渴喜冷饮、咽干口燥、小便短赤、大便秘结等症。此外，火迫津泄，气随津脱，可导致气虚，见少气懒言、肢体倦怠乏力等症。

（4）火（热）易生风动血：生风是指火热之邪侵犯人体，劫耗阴液，使筋脉失于濡养，而致肝风内动，称为"热极生风"，临床常表现为高热、神昏谵语、四肢抽搐、颈项强直、角弓反张、目睛上视等。动血是指火热之邪易灼伤脉络，迫血妄行，从而导致各种出血证，如吐血、衄血、尿血、便血、女子月经过多、崩漏等。

（5）火（热）易致肿疡：火热之邪入于血分，聚于局部，腐蚀血肉，则发为痈肿疮疡，临床表现以疮疡局部红肿热痛为特征。

知识链接

内 火

内火是疾病变化的产物，多由脏腑功能失调或情绪过激所致。

内火有虚实之分。阳盛有余为实火，临床表现为壮热、面红目赤、口渴喜冷饮、口舌糜烂、烦躁不安、小便黄赤、大便干结等。阴虚不能制阳而阳亢者为虚火，临床表现为潮热盗汗、五心烦热、两颧潮红、咽干口燥等。

想一想

张某，男，35岁。初诊节气：夏至。患者盛暑之时贪食生冷，入夜又露天过宿，晨起后身热头重，胸闷呕恶，腹泻，汗黏乏力，口渴尿少，但不欲饮，不思饮食，脘腹隐痛，苔黄厚而腻，脉浮而濡软。

请思考：

1. 本病为六淫中哪几种邪气所致？
2. 患者身热头重的主要原因是什么？

二、疠气

（一）疠气的概念

疠气，即疫疠之气，是一类具有强烈传染性的外感邪气。在中医文献中，疠气还有"瘟疫""戾气""疫毒"等名称。

（二）疠气形成与疫病流行的因素

1. 气候异常

自然界气候的反常变化，如久旱、酷热、湿雾瘴气等，均能滋生疠气而导致疫病发生。

2. 环境污染和饮食不洁

环境卫生不良，如空气、水源等受到污染，以及饮食不洁等，均可滋生疠气，引起疫病的发生和流行。

3. 预防隔离工作不力

疠气具有强烈的传染性和致病性，人触之多可发病，如预防隔离工作不利，则会造成疫病的流行。

4. 社会因素影响

疫病的流行，与社会经济、文化状况等有关。一般来说，经济、文化较为落后的国家和地区，疫病较易流行；经济、文化较为发达的国家和地区，疫病较少流行。

（三）疠气的致病特点

1. 发病急骤，病情危重

疠气为病，与温热火邪有相似之处，但疠气毒性更强，常挟有湿毒、瘴气等秽浊之气，故其致病更为剧烈险恶，病死率也较高。

2. 传染性强，易于流行

疠气具有强烈的传染性和流行性，可通过口鼻等多种途径在人群中传播，既可散在发生，也能大面积流行。

3. 一气一病，症状相似

疠气种类有别，所致之病各异，每种疠气发病均有各自的临床特点和传变规律。同一种疠气侵犯人体，无论男女老幼，均可出现相同或相似的临床表现。

三、七情内伤

（一）七情的基本概念

七情，即喜、怒、忧、思、悲、恐、惊七种情志变化。七情分属五脏，以喜、怒、思、悲、恐为代表，简称"五志"。七情是人体对外界客观事物和现象的不同反应，属正常的精神活动范围，一般不会使人致病。只有在突然、强烈或持久性的精神刺激下，超过了人体的生理活动范围，使脏腑气血紊乱，才会导致疾病的发生。这时的七情就成为致病因素，其致病可直接伤及内脏，是导致内伤病的主要因素之一，故称为"内伤七情"。

（二）七情与脏腑气血的关系

中医学认为，人的精神活动与体内脏腑密切相关，如《素问·阴阳应象大论》说："人有五脏化五气，以生喜怒悲忧恐。"可见人体的情志活动必须以脏腑气血作为物质基础。五志分属于五脏，即心"在志为喜"，肺"在志为悲"，肝"在志为怒"，脾"在志为思"，肾"在志为恐"。不同的情志变化对各脏腑有不同的影响，而脏腑气血的变化，也会导致情志的变化，故七情与脏腑气血关系极为密切。

（三）七情的致病特点

1. 直接伤及内脏

七情过激，可直接影响相应内脏，使脏腑气血失调，气机逆乱，产生各种病理变化，如《素问·阴阳应象大论》说"怒伤肝"、"喜伤心"、"思伤脾"、"悲伤肺"、"恐伤肾"。

2. 影响脏腑气机

七情致病主要影响脏腑气机，使气机升降失常，气血功能紊乱。不同的情志变化，对脏腑气机的影响也不同。

（1）怒则气上：过度愤怒可使肝气上逆，血随气升，临床可见头胀头痛、面红目赤、耳鸣目眩，甚则呕血或突然昏倒、不省人事等。

（2）喜则气缓：正常的喜悦能缓解紧张情绪，使心情舒畅。但喜之过度，可致心气涣散，神不守舍，临床可见精神不能集中，甚则失神狂乱等症状。

（3）悲则气消：过度悲伤可使肺气耗伤，意志消沉，临床可见胸闷气短、精神委靡、神疲乏力等症。

（4）恐则气下：过度恐惧可使肾气不固，气陷于下，临床可见二便失禁、遗精滑泄等症。

（5）惊则气乱：突然受到惊吓，则心气紊乱，气血失调，以致心无所倚，神无所归，虑无所定，可出现惊恐不安、心悸不宁等症。

（6）思则气结：思虑过度不但耗伤心神，也会影响脾气，导致气机郁结，临床可见脘腹胀满、纳呆、便溏，或心悸健忘、失眠多梦等症。

3. 影响病情变化

一般来说，良性的或积极的情志变化，有利于疾病的恢复；而恶性的或消极的情志变化，可使病情加重或迅速恶化。如有高血压病史的患者，若遇事恼怒，则可致肝阳暴长，血压升高，出现眩晕，甚至突然昏厥或昏仆不语、半身不遂、口眼㖞斜等症。

 想一想

赵某，女，30 岁。患者一个多月前因事不遂而致哭笑无常，自言自语。近来病情加重，发作期间神志不清，胡言乱语，四肢抽搐，昼夜不眠。患者平素性情忧郁，胸胁胀闷，喜叹气。神志时清时昧，躁扰不安，时或暴怒，时或悲泣，生活不能自理。舌淡苔薄白，脉细数。

请思考：

1. 本病的病因是什么？
2. 结合患者的发病过程及临床表现，阐述七情的致病特点。

四、饮食、劳逸

正常的饮食、劳作和休息是人体健康及生存的必要条件。但饮食失宜、劳逸过度，则会使脏腑功能紊乱，正气损伤，从而导致疾病的发生。

（一）饮食失宜

1. 饮食不节

饮食应以适量为宜，过饥或过饱均可导致疾病的发生。过饥则摄食不足，化源缺乏，久之则气血衰少，机体抗病能力降低，易于变生各种疾病；饮食过饱，或暴饮暴食，超过了脾胃的运化能力，导致脾胃功能受损，饮食积滞不化，出现脘腹胀痛、厌食、嗳腐吞酸、泻下臭秽等食滞症状。

2. 饮食不洁

进食不洁，可引发多种胃肠疾病，如泄泻、痢疾等，亦可引发各种肠道寄生虫病。若食入腐败变质或有毒食物，可造成食物中毒，出现剧烈腹痛、上吐下泻等中毒症状，重者可出现昏迷，甚至死亡。

3. 饮食偏嗜

饮食偏嗜可导致机体阴阳失调，或气血异常而发生疾病。如过食肥甘厚味，或嗜酒无度，可助湿、化热、生痰或生痈肿疮疡等；过食生冷易伤脾胃阳气，使寒湿内生，发生腹痛、腹泻等症；过食辛辣可使胃肠积热，出现大便干结或痔疮下血等症。

（二）劳逸失度

1. 过劳

过劳是指过度劳累，包括劳力过度、劳神过度和房劳过度三个方面。

（1）劳力过度：是指长时间从事过度的体力劳动，最后积劳成疾，致脏腑功能受损，使脏气衰少，精、血、津液耗伤，出现气短乏力、倦怠懒言、精神疲惫、形体消瘦等症。

（2）劳神过度：是指思虑过度而积劳成疾。劳神过度则耗伤心血，损伤脾气。心血被耗可致心神失养，出现心悸、失眠、多梦、健忘等症；脾气损伤可致脾失健运，出现食欲不振、腹胀、纳呆、便溏等症。

（3）房劳过度：指性生活不加节制，房事过度。肾藏精，主封藏，肾精不宜过度耗泄。房事过频则耗伤肾精，出现腰膝酸软、神疲乏力、眩晕耳鸣、精神委靡、遗精、早泄、阳痿等症。

2. 过逸

过逸是指过度安逸。人体每天需要适当的活动，气血才能流畅，阳气才能振奋。若长期不劳动，又不参加体育锻炼，则使气血运行不畅，脾胃功能减弱，出现食少乏力、精神不振、肢体软弱，或肥胖臃肿，动则气喘、心悸、汗出等，或继发他病。

五、痰饮、瘀血

痰饮和瘀血是疾病过程中所形成的病理产物，它们作用于人体，可引起新的病证发生。因其是继发于其他病理过程而产生的致病因素，故称"继发性病因"。

（一）痰饮

1. 痰饮的概念

痰饮是机体水液代谢障碍所形成的病理产物。一般以质地稠厚者为痰，质地清稀者为饮，合称痰饮。

痰分为有形之痰和无形之痰两类。

（1）有形之痰：指视之可见、触之可及、闻之有声的痰，如咳出的痰液、喘息的痰鸣音等。

（2）无形之痰：指津液凝聚之痰留于体内，唯见其症。此类病证多以眩晕、呕恶、苔腻和脉滑为主要特征。虽未能发现实质性的痰，但临床按痰辨证论治，多能收到较满意的疗效。

饮是指流动性较大，可停留于人体局部的清稀水液，因其停积部位和症状不同，分为痰饮、悬饮、溢饮、支饮四种。

2. 痰饮的形成

痰饮多因外感六淫、七情内伤、饮食不节等，使肺、脾、肾三脏功能失调，水液代谢障碍，以致水液停滞而成。

3. 痰饮的致病特点

痰饮形成后，饮多积留于肠胃、胸胁及肌肤，而痰则随气机升降流行，内而脏腑，外至筋肉皮骨，形成多种病证。

痰饮停聚的部位不同，引起的病证和临床表现也不同。如痰停于肺，则咳喘、咯痰；痰停于心，则心悸、胸闷、神昏，甚则癫狂；痰停于胃，则胃脘痞满、恶心呕吐；痰饮上逆于头部，则头目眩晕；痰气交阻于咽喉，则咽中梗阻，如有异物；痰在经络、筋骨，可致肢体麻木，或半身不遂，或成瘰疬痰核等。饮溢肌肤，则成水肿；饮停胸胁，则胸胁胀满、咳唾引痛；饮在膈上，则咳喘不能平卧；饮在肠间，则肠鸣辘辘有声。因痰饮在临床上形成的病证繁多，症状表现错综复杂，故有"百病多由痰作祟"之说。

（二）瘀血

1. 瘀血的概念

瘀血是指体内血液凝聚停滞而成的病理产物。凡血液运行不畅，或局部血液停滞，以及积存于体内没有消散的离经之血，都称为瘀血。瘀血既是疾病过程中所形成的病理产物，又是某些疾病的致病因素。

2. 瘀血的形成

瘀血的形成主要有两方面原因：一是因气虚、气滞、血寒、血热等原因，使血液运行不畅，凝滞而为瘀血；二是因外伤、气虚不摄或血热妄行等原因，使血离经脉，积存于体内成为瘀血。

3．瘀血的致病特点

由于瘀血所瘀阻的部位及形成的原因各不相同，故其所致病证繁多，但临床表现归纳起来有以下共同特点。

（1）疼痛：瘀血所致疼痛多表现为刺痛，痛处固定不移且拒按，常昼轻夜重。

（2）肿块：肿块有形，固定不移。外伤多表现为局部青紫肿痛；瘀积体内则多为癥积，按之有肿块，质地坚硬。

（3）出血：血色多紫黯，或夹有血块。

（4）全身性症状：如面色黧黑，肌肤甲错，唇甲青紫，舌色紫黯，舌上有瘀点或瘀斑，脉沉、细、涩或结代等。

六、外伤、虫兽伤

（一）外伤

外伤主要指机械暴力等外力所致的损伤，也包括烧烫伤、冻伤等。

外伤容易损伤皮肤、肌肉、筋骨而引起瘀血、肿痛、出血、筋伤骨折或脱臼等。若复有外邪从伤口入侵，还会使病情更加复杂或恶化，出现伤口化脓、破伤风等。若伤及重要脏腑，或出血过多，则可导致神志昏迷，甚至引起死亡。

（二）虫兽伤

虫兽伤包括毒蛇、狂犬、猛兽等动物咬伤或蜂、蝎、虫蜇伤等。轻则引起局部损伤，出现肿痛、出血等；重则可出现全身中毒症状，如高热、神昏、抽搐，甚至死亡。

第七节　病　机

病机，是指疾病发生、发展与变化的机制。临床疾病种类繁多，表现错综复杂、千变万化，每个疾病、每个症状都有各自的病机。但总的来说，外感病的病机变化规律主要是邪正相争；内伤杂病的病机变化规律主要是阴阳失调、气血失调等。其中邪正盛衰、阴阳失调是诸病机中最基本的病机。

一、邪正盛衰

邪正盛衰是指在疾病过程中，致病邪气与机体正气之间的盛衰变化，决定着病机的虚或实，并直接影响着疾病的发展变化及其转归。

（一）邪正盛衰与疾病发生

疾病的发生，主要关系到正邪两个方面。"正"，又称"正气"，指人体的功能活动及其抗病能力；"邪"，又称"邪气"，指各种致病因素。在疾病的发生过程中，正气与邪气相互斗争、相互作用。

1. 正气不足是发病的内在依据

人体正气充足，卫外固密，病邪难于侵犯人体，疾病则无从发生，或虽有邪气侵犯，正气亦能抗邪外出而免于发病，故《素问·刺法论》说："正气存内，邪不可干。"只有当人体正气相对虚弱，卫外不固，防御能力低下时，邪气即可乘虚而入，使人体阴阳失调，脏腑气血功能紊乱，从而导致疾病的发生，故《素问·评热病论》说："邪之所凑，其气必虚。"因此说正气不足是发病的内在依据。

2. 邪气侵袭是发病的重要条件

在强调正气对疾病发生的主导作用的同时，也应重视邪气在发病中的重要作用。邪气是导致疾病发生的外因，在一定的条件下，甚至可能起到决定性的主导作用。如刀剑枪伤、烫伤、虫蛇咬伤，或疫疠大流行时，即使正气未虚，但邪气亢盛，正不胜邪仍然会导致疾病的发生。

3. 邪正相争的变化决定发病与否

疾病发生的过程就是正邪相争的过程，正邪相争的胜负决定着疾病的发生与否。如正气旺盛，抗邪力强，则病邪难于侵入，即使侵入，正气亦能奋力驱邪外出，不产生病理损害，此即正胜邪退则不发病。若邪气偏盛，正气相对不足而抗邪无力，则邪气得以入侵，正不胜邪则发生疾病。

（二）邪正盛衰与疾病变化

在疾病发展变化过程中，邪正相争发生着力量对比并不断产生消长盛衰变化。疾病的早、中期常出现"邪气盛则实"的临床表现，如壮热、狂躁、声高气粗、腹痛拒按、二便不通、脉实有力等。当素体虚弱或疾病的后期，或因大病、久病、大汗、吐利、大出血等耗伤机体的正气，或因致病邪气久留而伤正等，常出现"精气夺则虚"的临床表现，如神疲乏力、倦怠嗜卧、面容憔悴、心悸气短、自汗、盗汗、二便失禁，或五心烦热，或畏寒肢冷，脉虚无力等。

（三）邪正盛衰与疾病转归

在疾病的发生、发展及其转归的过程中，邪正的消长盛衰不是固定不变的。在一般情况下，正胜则邪退，疾病趋于痊愈或好转；邪胜则正衰，疾病趋于恶化，甚至导致死亡。

1. 正胜邪退

正胜邪退是指在邪正盛衰的变化过程中，正气来复，正气战胜邪气，邪气逐渐消退，疾病趋向好转而痊愈。这是由于机体正气充盛，抗御病邪的能力较强；或因及时得到正确的治疗，邪气难以进一步发展，进而促使病邪对机体的作用消失或终止，机体的阴阳获得了相对的平衡，疾病向愈。

2. 邪胜正衰

邪胜正衰是指在邪正盛衰的变化过程中，邪气旺盛，正气渐衰，疾病趋向恶化，甚至死亡的一种转归。这是由于机体正气虚弱，邪气炽盛，机体抗御病邪的能力日趋低下，不能制止邪气的致病作用，使机体受到的病理性损害日趋严重，病情因而趋向恶化。

3. 邪去正虚

邪去正虚是指邪气虽被祛除，但正气也明显耗伤，有待恢复，此转归多见于重病的恢复期。在疾病的发展过程中，邪气亢盛，正邪相争剧烈，当邪气退却时，正气也受到一定程度的损伤；或由于治疗方法过于峻猛，在祛邪的同时损伤正气。此时应注意调养身体，使正气逐渐修复，否则易使疾病复发。

二、阴阳失调

阴阳失调，是指机体在疾病的发生、发展过程中，由于各种致病因素的影响，导致机体的阴阳双方失去相对的平衡与协调，从而形成阴阳偏盛、偏衰、互损、格拒、转化或亡失的病理状态。

（一）阴阳偏盛

阴阳偏盛是指人体阴阳双方中某一方的病理性亢盛状态，导致"邪气盛则实"的实证。邪气可分为阴邪和阳邪。阳邪侵入人体可致阳偏盛；阴邪侵入人体可致阴偏盛。

1. 阳偏盛

阳偏盛是指在疾病过程中，机体出现阳气偏亢、功能亢进、邪热过剩的病理状态。其病机特点多表现为阳气亢盛而阴液未虚的实热证。由于阳是以热、动、燥为主要特点，阳偏盛则出现热象，故曰"阳盛则热"，临床表现为壮热、面红、尿赤、便干、苔黄、脉数等。

2. 阴偏盛

阴偏盛是指在疾病过程中，机体出现阴气偏盛，功能障碍或减退，产热不足，以及病理代谢产物积聚的病理状态。其病机特点多表现为阴盛而阳未虚的实寒证。由于阴是以寒、静、湿为主要特点，阴偏盛则出现寒象，故曰"阴盛则寒"，临床表现为形寒、肢冷、舌质淡、脉迟等。

（二）阴阳偏衰

阴阳偏衰是指人体阴阳双方中的某一方虚衰不足而出现的病理状态，导致的是"精气夺则虚"的虚证。所谓"精气"，包括阴精和阳气两方面。阳气亏虚，阳不制阴，使阴相对偏亢，则形成"阳虚则寒"的虚寒证。反之，阴精亏损，阴不制阳，使阳相对偏亢，则形成"阴虚则热"的虚热证。

1. 阳偏衰

阳偏衰即阳虚，是指机体阳气虚损，失于温煦，功能减退或衰弱，机体反应性低下，代谢活动减退，热量不足的病理状态。阳虚则寒，临床表现为面色苍白、畏寒肢冷、舌淡脉迟等寒象，或倦怠嗜卧、神疲、小便清长、下利清谷等虚象，以及由于阳虚气化无力，水湿停滞而见水肿、便溏等。

2. 阴偏衰

阴偏衰即阴虚，是指机体的精、血、津液等阴液亏耗，导致阴不制阳，阳气相对偏盛，功能虚性亢奋的病理状态。阴虚则热，临床表现为五心烦热、骨蒸潮热、盗汗、形体消瘦、咽干口燥、舌红少苔、脉细数无力等。

（三）阴阳互损

阴阳互损，是指在阴或阳任何一方虚损的前提下，病变发展影响到相对的一方，形成阴阳两虚的病理变化。

1. 阴损及阳

阴损及阳，是指由于阴液亏损，累及阳气生化不足，或阳气无所依附而耗散，从而在阴虚的基础上又导致了阳虚，形成了以阴虚为主的阴阳两虚的病理状态。

2. 阳损及阴

阳损及阴，是指由于阳气虚损，无阳则阴无以生，久之则阴液生化不足，从而在阳虚的基础上又导致了阴虚，形成了以阳虚为主的阴阳两虚的病理状态。

（四）阴阳格拒

阴阳格拒是指在阴或阳一方极盛的基础上，将与之相对的另一方排斥于外，使阴阳之间不相维系，从而出现真寒假热或真热假寒的病理状态。

1. 阴盛格阳

阴盛格阳，是指阴寒之邪盛极于内，逼迫阳气浮越于外，相互排斥、格拒的一种病理状态。阴寒内盛是疾病的本质，但由于格阳于外，故临床可在面色苍白、四肢厥冷等阴寒内盛征象的基础上，出现面红烦热、口渴等假热之象，故称其为"真寒假热"证。

2. 阳盛格阴

阳盛格阴，是指邪热内盛，深伏于里，阳气郁闭于内，格阴于外的一种病理状态。邪热内盛是疾病的本质，但由于格阴于外，故临床可在壮热、烦渴饮冷、面赤气粗等邪热内盛征象的基础上，出现四肢厥冷、脉沉伏等寒象，故称其为"真寒假热"证。

（五）阴阳转化

1. 由阳转阴

疾病的本质为阳气偏盛，但当阳气亢盛到一定程度，就会向阴的方向转化，又称之为"重阳必阴"。

2. 由阴转阳

疾病的本质为阴气偏盛，但当阴气亢盛到一定程度，就会向阳的方向转化，又称之为"重阴必阳"。

（六）阴阳亡失

阴阳亡失，是指机体的阴液或阳气因大量消耗而亡失，属于生命垂危的一种病理状态。

1. 亡阳

亡阳是指机体的阳气突然脱失，导致全身功能严重衰竭的一种病理状态。临床可见冷汗淋漓、面色苍白、手足逆冷、神情淡漠、脉微欲绝等阳气欲脱之象。

2. 亡阴

亡阴是指机体的阴液突然大量消耗或丢失，而致全身功能严重衰竭的一种病理状态。临床可见汗出不止、汗热而黏、身体干瘪、烦躁不安、呼吸短促、脉急数无力等危重征象。

由于阴与阳相互依存，故亡阳则阴精无以化生而耗竭，亡阴则阳必无所依附而浮越于外，故亡阴之后可迅速导致亡阳，亡阳也可继而出现亡阴，最终导致"阴阳离决，精气乃绝"，生命即告终结。

自测题

一、选择题

1. 事物的阴阳属性是（　　）。

    A. 绝对的　　　　　B. 相对的　　　　　C. 统一的　　　　　D. 平衡的

2. 属于"阳中之阴"的时间是（　　）。

  A．上午　　　　　B．中午　　　　　C．下午　　　　　D．半夜

3. 不属于阳的属性的是（　　）。

  A．明亮的　　　　B．外在的　　　　C．运动的　　　　D．重浊的

4. 中医五行学说最基本的概念是（　　）。

  A．木火土金水　　　　　　　　B．生长化收藏

  C．青赤黄白黑　　　　　　　　D．肝心脾肺肾

5. 下面符合五行相克关系的是（　　）。

  A．木和火　　　　B．金和水　　　　C．火和土　　　　D．木和土

6. 五行中土的特性是（　　）。

  A．曲直　　　　　B．从革　　　　　C．稼穑　　　　　D．润下

7. 《素问·五脏别论》称为"实而不能满者"是指（　　）。

  A．五脏　　　　　　　　　　　B．六腑

  C．奇恒之腑　　　　　　　　　D．以上都不是

8. 有"后天之本"之称的是（　　）。

  A．心　　　　　　B．肝　　　　　　C．脾　　　　　　D．肾

9. 既属于六腑又属于奇恒之腑的是（　　）。

  A．小肠　　　　　B．三焦　　　　　C．女子胞　　　　D．胆

10. 肺其华在（　　）。

  A．面　　　　　　B．毛　　　　　　C．发　　　　　　D．唇

11. "水谷之海"是指（　　）。

  A．脾　　　　　　B．肾　　　　　　C．胃　　　　　　D．小肠

12. 人体最基本、最重要的气是（　　）。

  A．元气　　　　　B．宗气　　　　　C．营气　　　　　D．卫气

13. 化生血液的最基本的物质是（　　）。

  A．先天之精　　　B．水谷精微　　　C．营气　　　　　D．津液

14. 十二经脉中，相表里的阴经与阳经的交接部位是（　　）。

  A．头面部　　　　　　　　　　B．胸部

  C．腹部　　　　　　　　　　　D．四肢末端

15. 六淫是指（　　）。

  A．六气　　　　　　　　　　　B．六元

  C．不正常之六气　　　　　　　D．风寒暑湿燥火

16. 燥邪最易伤（　　）。

  A．肺　　　　　　B．心　　　　　　C．肝　　　　　　D．脾

17. 湿邪最易困阻的是（ ）。

    A．心阳   B．肺气   C．脾阳   D．胃气

18. 最易导致脘腹胀满、嗳腐吞酸、厌食的是（ ）。

    A．暴饮暴食   B．饮食不洁

    C．饮食五味偏嗜   D．摄食不足

19. 过度愤怒对气机的影响是（ ）。

    A．气消   B．气上   C．气结   D．气下

20. 与水湿痰饮形成关系最密切的脏腑是（ ）。

    A．肺、脾、肾   B．心、肝、脾

    C．肝、脾、肾   D．心、肝、肾

二、简答题

1. 五脏六腑与奇恒之腑在形态与生理功能上各自有何特点？

2. 试述肺主宣发、肺主肃降的含义及具体生理作用。

3. 何谓肝主疏泄？其功能主要体现在哪些方面？

4. 试述十二经脉在体表的分布规律。

5. 六淫致病的共同特点有哪些？

6. 湿邪的致病特点有哪些？

7. 什么是瘀血？瘀血是如何形成的？

8. 邪正盛衰与疾病发生的关系是什么？

第二章

诊法与辨证

 学习目标

★ 掌握望、闻、问、切四种诊法的主要内容、方法及临床意义。

★ 熟悉八纲辨证、脏腑辨证的基本内容。

★ 学会应用望、闻、问、切四种诊法采集病情，结合八纲辨证、脏腑辨证对临床病例进行辨证。

第一节 诊 法

诊法，即望、闻、问、切四种诊察疾病的方法，又称为"四诊"。四诊是搜集临床资料的主要方法，也是获得病情信息的手段。

中医学认为，人体是一个有机的整体，内脏的病变可以从外在的神、色、五官、四肢、形体和分泌物等方面反映出来。因此，通过四诊等手段，诊察疾病显现于外的各种临床表现，以司外揣内的思维方式求得对疾病的原因、性质、部位及内在联系的认识，从而为辨证提供依据。

望、闻、问、切四种诊法各有其独特作用，但又是相互联系、相互补充、不可分割的，因此，在临床运用时，必须将它们有机结合起来，即"四诊合参"，才能全面、系统、真实地了解病情，为治疗和护理提供准确的诊断和辨证依据。

一、望诊

望诊是运用视觉，观察患者的神、色、形态、舌象、分泌物和排泄物等的变化，来了解病情的一种诊察方法。

（一）望神

望神即通过对患者的精神、气色、形体、姿态等的观察，来判断疾病的病情及预后。

1. 得神

得神又称"有神"，表现为神志清楚，两眼明亮、灵活，语言清晰，动作自如，反应灵敏等。得神表明人体正气未伤，脏腑功能未衰，病情较轻，预后良好。

2. 失神

失神又称"无神"，表现为精神委靡，目光晦暗，瞳仁呆滞，反应迟钝，呼吸微弱，甚则神志昏迷、循衣摸床，或猝倒而目闭口张、手撒遗尿等。失神表明正气大伤，病情严重，预后较差。

3. 少神

少神表现为精神不振，声低懒言，疲倦无力，动作迟缓，或健忘嗜睡，两目乏神。少神表明人体精气不足，正气虚损，多见于素体正虚或病后恢复期。

4. 假神

假神是病势垂危时，患者出现精神暂时好转的假象。如患者原来精神衰颓，意识不清，反见精神亢奋，意识清晰；原来语声低微，时断时续或不言语，反见语声响亮，言语不休等；原来面色晦暗，反见两颧泛红如妆等。假神提示病情恶化，表明脏腑精气衰竭已极，预后不良。

（二）望面色

望面色，是通过观察面部颜色与光泽变化来诊察疾病的方法。面部颜色变化可反映脏腑病变的性质，光泽变化反映脏腑精气的盛衰。黄种人的正常面色为微黄透红，明润有光泽。病色分为青、赤、黄、白、黑五色。

1. 青色

青色主寒证、痛证、瘀血、惊风。青色为气血不畅，经脉瘀阻所致。如面色苍白而青，多见于阴寒内盛、心腹疼痛等病证；若面色青灰、口唇青紫，多为气血瘀滞；小儿高热，面部青紫，为惊风先兆。

2. 赤色

赤色主热证。赤色为火热内盛，血液充盈皮肤血脉之象。满面通红，多见于实热证；午后两颧潮红，多见于虚热证。

3. 黄色

黄色主湿证、虚证。黄色为脾虚湿蕴之象。面色萎黄，枯槁无泽，多为脾胃气虚；面容黄胖，多为脾虚湿蕴；面色黄而鲜明如橘皮，是为"阳黄"，属湿热熏蒸；面黄晦暗如烟熏，是为"阴黄"，属寒湿郁阻。

4. 白色

白色主虚证、寒证、失血。白色为阳气虚衰，血行无力，脉络空虚，气血不荣之象。如面色㿠白而虚浮，为阳虚水泛；面色淡白而消瘦，为营血亏虚；面色苍白，为阴寒凝滞。

5. 黑色

黑色主肾虚、水饮、瘀血。黑色为阴寒水盛或气血凝滞所致。颜面周身黧黑者，多属肾阳衰微；面色黑而干焦，为肾精亏耗，火热内炽；面色黑而肌肤甲错者，为瘀血；目眶周围发黑，多见于肾虚水饮或寒湿带下。

拓展阅读

《医理真传》之"望色歌"

望色无他术，专在神气求。

实症多红艳，虚症白青浮。

部位须分定（额心、颏［"颏"：原书为"骸"］肾、鼻脾、左腮肝、右腮肺），生克仔细筹。

吉凶都可料，阳浮记心头（久病之人，未受外感，忽面现红光，若无病者，乃元阳外越，旦夕死亡之征）。

（三）望形态

望形态是通过观察患者形体的强弱、胖瘦、体型及动静姿态等以了解病情的方法。望形态分为望形体和望姿态两方面。

1. 望形体

发育良好，形体壮实，表示正气充盛；发育不良，形体消瘦，多为气血虚弱；形体肥胖，气短乏力，为形盛气虚之痰湿体质；形体干瘦，皮肤干焦，多为阴血不足或虚劳。

2. 望姿态

喜动者属阳，喜静者属阴。蜷卧而喜加被者，多属寒证；面常向外，去衣被者，多属热证。咳喘，坐而仰首，多为痰涎壅盛；坐而俯首，气短不足以息，多为肺虚或肾不纳气。半身不遂，口眼㖞斜，多为风痰阻络；颈项强直，角弓反张，四肢抽搐，多为动风之象；关节肿胀，屈伸困难，行动不便，多属痹证；四肢痿弱无力，不能握物或行动，多为痿证。

（四）望头颈、五官

1. 望头颈

小儿头形过大或过小，伴有智力发育不全，多属先天不足，肾精亏损。小儿囟门高突，多属实证、热证；囟门下陷，多属虚证；囟门迟闭，多为肾气不足，发育不良。头颈强直或头摇不定，多为风证。头发稀疏易脱，干枯不荣，多属精血不足；突然出现片状脱发，多属血虚受风或肝气郁滞。面肿者，为水湿泛滥，或风邪热毒。腮肿者，多为风温热毒郁阻少阳。

2. 望五官

（1）望目：望目须观察眼神、外形、颜色、动态之变化。目赤红肿多为热证；眼睑浮肿为水肿；眼窝下陷，为伤津耗液。白睛发黄为黄疸；目眦淡白，为血虚或失血。双目上视、斜视、直视，属肝风内动。

（2）望耳：主要观察耳的色泽及耳内分泌物情况。耳轮瘦薄淡白，为正气虚弱；耳轮干枯或焦黑，为肾精不足；耳轮红肿或耳内流脓，多为肝胆湿热或热毒上攻；耳轮甲错，色青紫，为久病血瘀。

（3）望鼻：主要观察鼻的内分泌物和外形。鼻流清涕，多为外感风寒；鼻流黄浊涕，多为外感风热；久流黄浊涕，有腥臭味，多为胆经蕴热。鼻翼扇动，多为风热痰火或实热壅肺，久病者为肺肾精气衰竭。

（4）望口：主要观察口唇色泽、形态和润燥的变化。唇色深红，多为热证、实证；唇色淡白，多为寒证、虚证；唇色青紫，多为寒凝或血瘀；口唇干裂，多为燥热伤津；唇舌糜烂，为脾胃湿热或阴虚火旺；口角流涎，多为脾虚湿盛或脾胃有热。

（5）望齿龈：主要观察齿、龈的色泽、润燥及形态的变化。齿龈淡白，多为血虚或失血；齿龈红肿，多为胃火上炎；牙龈出血，为胃火，或脾不统血，或虚火上炎。齿燥如石，为胃肠热盛，津液大伤；齿燥如枯骨，为肾阴枯涸；牙齿稀疏松动，多为肾虚。

（五）望皮肤

1. 望形色

皮肤肿胀，按之有凹陷者，为水湿泛滥；皮肤干瘪枯槁者，为津液耗伤；皮肤甲错，按之涩手者多为血瘀；皮肤面目俱黄，为黄疸。

2. 望斑疹

斑色红或紫，点大成片，平摊于肌肤，摸之不碍手；疹色红，点小如粟，稍高出皮肤，扪之碍手。斑疹为温热病邪郁于肺胃，内迫营血所致，斑重于疹。无论斑或疹，都以色红润泽，分布均匀，疏密适中为顺证，预后良好；色紫红稠密，紧束有根，压之不易褪色，或色如鸡冠，为逆证，预后不良。

（六）望舌

望舌，又称舌诊，是通过观察患者舌质和舌苔来了解病情的一种诊法。舌质是舌的肌肉和脉络组织，舌苔是附着于舌面的一层苔状物，由胃气上蒸而成。

正常舌象：舌体柔软，活动自如，舌质淡红，舌面上附有一层薄薄的白色舌苔，概括为"淡红舌，薄白苔"。

舌与脏腑经络联系密切。舌的部位与特定脏腑相联，反映相关脏腑的病理变化。舌尖属心肺，舌两边属肝胆，舌中属脾胃，舌根属肾（图2-1）。

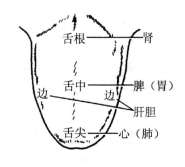

图2-1　舌诊脏腑部位分属图

舌诊方法：患者取正坐姿势，自然地将舌伸出口外，充分暴露舌体，舌尖略向下，舌面向两侧展平。光线以充足而柔和的自然光为佳。此外，临证察舌时还应注意某些食物或药物可使舌苔染色，称为"染苔"，如饮用牛奶或是乳儿，舌上常附有白色染苔；食用花生、瓜子等富含脂肪的食物，可使舌上附有黄白色的假苔；食用酸梅汤、咖啡、茶、乌梅、盐橄榄等，会使舌苔呈黑褐色；食用蛋黄、橘子、黄连素及维生素B_2等药物，可使舌苔呈黄色。

1. 望舌质

（1）望舌色：指观察舌体的颜色。

① 淡白舌：舌色比正常舌色浅淡，主虚证、寒证。若舌色淡白而舌体胖嫩，多为虚寒证；若舌色淡白而舌体瘦薄，多为气血两虚。

② 红舌：舌色比正常舌色深，呈鲜红色，主热证。舌色鲜红而有芒刺或兼黄厚苔，多属实热证；舌红少苔或无苔，多为虚热证；舌尖红为心火亢盛；舌边红为肝胆火旺。

③ 绛舌：舌色呈深红色。舌色红绛有苔者，多为外感热病热胜期或内伤杂病，脏腑阳热偏盛，为实热证；舌色红绛而少苔或无苔，多由热病后期阴液受损，胃、肾阴伤，或久病阴虚火旺所致，为虚热证。

④ 紫舌：舌色呈紫色，主寒证、热证、瘀血。舌淡紫或青紫湿润，多为阴寒内盛；舌色绛紫，干枯少津，多为热盛伤津；舌面或舌边见紫色斑点、斑块，称瘀点或瘀斑，多为血瘀证。

（2）望舌形：指观察舌体的形状。

① 胖大舌：舌体较正常舌大而厚者称胖大舌。舌体胖嫩、色淡，多为脾肾阳虚；舌体肿胀满口，色深红，多为心脾热盛；舌体肿胀，色青紫而暗，多见于中毒。

② 瘦薄舌：舌体较正常舌瘦小而薄者为瘦薄舌。舌瘦薄且色淡，多为气血两虚；舌瘦薄且色红绛而干，多为阴虚火旺。

③ 裂纹舌：舌上有不同形状的裂纹，称裂纹舌。舌红绛而有裂纹，多为热盛伤津，阴津亏损；舌色浅淡而有裂纹，多为气血不足。

④ 齿痕舌：舌体边缘有牙齿痕迹，称齿痕舌。舌质淡白而湿润，边有齿痕，多为寒湿内蕴；舌质淡白、胖嫩而有齿痕，多为脾虚湿盛。

⑤ 芒刺舌：舌乳头增生、肥大，高起如刺，触之棘手，称为芒刺舌，多属热邪亢盛。根据芒刺所生部位，可辨邪热所在脏腑。如舌尖生芒刺，多为心火亢盛；舌中生芒刺，多为胃火炽盛。

（3）望舌态：即观察舌体的动态。

① 强硬舌：舌不柔软，活动不灵，屈伸不便，致使语言謇涩，称强硬舌或舌强。见于外感热病，多为热入心包，痰浊内阻，或热盛伤津；见于内伤杂病，多为中风先兆。

② 痿软舌：舌体软弱，伸缩无力，称痿软舌或舌痿。久病舌淡而痿，多因气血虚极；久病舌绛而痿，多因阴亏已极；新病舌干红而痿，多为热灼津伤。

③ 颤动舌：舌体不自主地颤动，动摇不定者，称为颤动舌。舌色淡白而颤动，多为心脾两虚，气血不足；舌绛紫而颤动，多为热极生风；舌红少苔而颤动，多为阴虚。

④ 歪斜舌：舌体偏斜于一侧，称为歪斜舌，多为中风或中风先兆。病在左，舌体偏向右；病在右，舌体偏向左。

⑤ 吐弄舌：舌伸出口外者为吐舌，多见于疫毒攻心，或正气已绝；舌微露出口又立即收回，或不时舔口唇上下为弄舌，多见于小儿先天智力发育不全，或动风先兆。

2. 望舌苔

望舌苔主要观察苔色、苔质的变化。

（1）望苔色

① 白苔：主表证、寒证。苔薄白而润，为正常舌象，或表证；苔白厚，多见于里寒证；苔白厚腻，多为湿浊内停或食积。

② 黄苔：主里证、热证。黄色越深，热邪越重。淡黄为热轻，深黄为热重，焦黄为热极。苔黄腻为湿热或食积。在外感病中苔由白转黄，为表邪入里化热征象。

③ 灰苔：主里证、热证、寒湿证。苔灰而湿润，为痰饮内停或寒湿内阻；苔灰而干燥少津，多为燥热伤津或阴虚内热。

④ 黑苔：主里热极证、寒盛证。苔黑而干燥，为热极；苔黑而润滑，为阴寒内盛。

（2）望苔质

① 厚薄：主要反映病邪的浅深和轻重。透过舌苔能隐约见到舌体者为薄苔；看不到舌体者，为厚苔。薄苔表示邪气在表，病邪轻浅；厚苔表示邪入脏腑，病邪深重。

② 润燥：主要反映津液盈亏。苔润为津液未伤之象；舌面水分过多，伸舌欲滴者，称滑苔，为水湿内停之象。舌苔干燥少津，甚则干裂，为燥苔，多见于热盛伤津或阴液亏耗的病证。

③ 腐腻：主要反映体内湿浊情况。苔质颗粒粗大，苔厚疏松，易于刮脱者为腐苔，多为体内阳热有余，实热蒸化脾胃湿浊所致。苔质颗粒细小致密，不易刮去者为腻苔，多为湿浊内蕴，阳气被遏所致。

④ 剥脱：舌苔部分或全部剥脱，称剥脱苔，多由胃气或胃阴亏耗所致。舌苔剥落不全，剥脱处光滑无苔，余处残存舌苔，界限明显，为花剥苔；舌面光洁如镜，为光剥苔，又叫镜面舌。

拓展阅读

望舌下络脉

舌下络脉是位于舌系带两侧纵行的大络脉，管径小于 2.7 mm，长度不超过舌下肉阜至舌尖的 3/5，络脉颜色为淡紫色。望舌下络脉主要观察其长度、形态、颜色、粗细、舌下小血络等变化。

舌下络脉异常及其临床意义：舌下络脉细而短，色淡红，周围小络脉不明显，舌色偏淡者，多属气血不足。舌下络脉粗胀，或呈青紫、绛紫、紫黑色，或舌下细小络脉呈暗红色或紫色网状，或舌下络脉曲张如紫色珠子状大小不等的瘀血结节等改变，都是血瘀的征象。

舌下络脉的变化有时会早于舌色变化，因此，舌下络脉是分析气血运行情况的重要依据。

（七）望排出物

望排出物是通过观察患者的分泌物和排泄物的形、色、质、量的变化来诊断疾病的方法。排出物变化的征象特点是：排出物色黄、稠浊者，多属实证、热证；排出物色白、质清稀者，多属虚证、寒证。

（八）望小儿指纹

望小儿指纹是观察小儿食指掌侧前线浅表络脉的形色变化来诊察疾病的方法。该络脉由手太阴肺经分支而来，因此望小儿指纹与诊寸口脉具有相同的临床意义。望指纹仅适用于 3 岁以内的小儿。

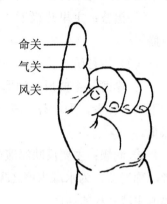

图 2-2　小儿指纹三关

1. 望小儿指纹的诊察方法

（1）三关定位：小儿指纹分风、气、命三关，即食指第一节为风关，第二节为气关，第三节为命关（图 2-2）。

（2）诊察方法：抱小儿向光，医生用左手握住小儿食指末端，再用右手拇指沿食指掌内桡侧从指尖向指根部轻推，指纹即可显现。

2. 望指纹的内容

小儿正常的指纹为红黄相兼，隐现于风关之内。

（1）三关测轻重：三关辨别疾病轻重。指纹仅见于风关之内，表明邪气入络，邪浅病轻；指纹达于气关，表明邪气入经，邪深病重；指纹达于命关，表明邪入脏腑，病情严重。如指纹由风关、气关一直延伸至指端，称为"透关射甲"，表明病情凶险，预后不良。

（2）浮沉分表里：指纹浮显者，主病在表，常见于外感表证；指纹沉隐者，主病在里，多见于内伤里证。

（3）淡滞定虚实：指纹色淡，主虚证，为气血不足，脉络失养；滞，指络脉血流迟缓涩滞，主实证，为邪气郁闭，食积不化。

（4）红紫辨寒热：指纹颜色鲜红，主外感表证；指纹颜色紫红，主内热；指纹颜色青紫，主风、主惊、主痛；指纹颜色紫黑，主血络郁闭，为病危之象。

二、闻诊

闻诊是通过听声音和嗅气味来诊察疾病的方法。听声音包括诊察患者的语言、呼吸、咳嗽、呃逆、哮鸣等各种声响。嗅气味包括嗅患者病体散发的各种气味，以及分泌物、排泄物等的异常气味。

（一）听声音

1. 语声

语声的变化可反映正气盛衰和病邪性质。若多言而躁动，声高有力，多属实证、热证、外感病；沉静少言，语声低微无力，多属虚证、寒证。若语声重浊，多属外感风寒或湿邪内困；声音暴哑，属实证，多由外邪袭肺，肺气不宣所致；声音逐渐嘶哑，属虚证，多为肺肾阴虚。

神志不清，语无伦次，声高有力，为"谵语"，多属热扰心神之实证；神志不清，语言重复，时断时续，声音低弱模糊，为"郑声"，属心气大伤，精神散乱之虚证。精神错乱，语无伦次，狂躁妄动，哭笑无常，为痰火内扰，多见于狂证；精神抑郁而沉闷，自言自语，为痰气郁闭，多见于癫证。

2. 呼吸

正常人呼吸调匀，深浅适中。肺主呼吸，肾主纳气，故呼吸异常，多责之于肺肾。呼吸气粗而快，多属热证、实证，常见于外感病；呼吸气微而慢，气少不足以吸，称少气，多属虚证、寒证，常见于内伤杂病；呼吸困难，短促急迫，甚则张口抬肩，鼻翼扇动，不能平卧，为喘证，多属肺有实热或肺肾虚损；呼吸时有哮鸣声，为哮证，多为痰饮内伏，外感风寒诱发。

3. 咳嗽

咳声重浊有力，多属实证；咳声低弱无力，多属虚证；咳声阵发，发则连声不绝，甚则呕恶、咳血，为顿咳，多因风邪与伏痰搏结，即而化热，阻遏气道所致；咳声如犬吠，见于白喉，为痰浊邪毒梗阻气道所致。

4. 呕吐

呕声低弱，吐势徐缓，为虚证或寒证；呕声高亢，吐势急猛，多为实证、热证。

5. 呃逆、嗳气

呃逆是胃气上逆通过咽喉所发出的一种冲击声，声短而频，难以自控，可呈连续或间歇性发作。呃声有力，高亢而短，多属实热证；呃声低沉，气弱无力，多属虚寒证；若重病呃逆，呃声低弱，则属胃气衰败的危重证。

嗳气是胃中气体上出咽喉而发出的声音，其声低长而缓。嗳声响亮，频频发作，嗳气或矢气后脘腹胀满减轻者，多属肝气犯胃；嗳气低弱，时作时止，多属脾胃虚弱。

（二）嗅气味

1. 口气

口出臭秽气，多为胃热；口气腐臭，多为内有溃腐脓疡；口气酸馊，多为胃有宿食。

2. 排泄物与分泌物

排泄物与分泌物有恶臭味，多属实热证；略有腥味，多属虚寒证；咳吐浊痰脓血，伴腥臭味者，多为肺痈。大便臭秽，多属大肠湿热；大便有腥味，多属寒证；矢气奇臭，多为宿食停滞；小便黄赤，味臊臭，多属下焦湿热；白带黄稠，味恶臭，多为湿热下注；白带清稀，腥秽者，多属虚寒证。

三、问诊

问诊是医生通过对患者或家属进行有目地询问，从而了解疾病的发生、发展、治疗经过和患者自觉症状及其他相关情况，以诊察疾病的方法。

通过问诊，医生可以搜集到患者既往史、生活习惯、居住环境等望、闻、切诊不能获得的信息。问诊获得的资料可以帮助医生分析病情、判断疾病部位、明确疾病性质，为诊断和治疗提供依据和重要资料。

（一）问寒热

寒热是指患者怕冷、发热的感觉。寒有恶寒和畏寒之分。患者自觉怕冷，多加衣被或近火取暖，仍不缓解的，为恶寒；久病体弱怕冷，加衣被或近火取暖而寒冷有所缓解的，为畏寒。发热包括两种情况：一种情况是患者体温高于正常；另一种情况是体温正常，但患者自觉发热。

1. 恶寒发热

恶寒发热是指患者怕冷与发热同时并见，多见于外感病的表证阶段。恶寒重，发热轻，伴无汗、头身疼痛，属风寒表证；发热重，恶寒轻，伴汗出、口渴等，属风热表证；发热轻而恶风自汗，属太阳中风证。

2. 寒热往来

寒热往来是指恶寒与发热交替出现，见于少阳病和疟疾。若时冷时热，无时间规律，兼见口苦、咽干、头晕目眩、胸胁苦满、脉弦等，属少阳病；若寒战与高热交替出现，发有定时，每日 1 次或 2～3 日发 1 次，伴头痛、口渴、多汗等症，为疟疾。

3. 但寒不热

但寒不热是指患者只觉怕冷，不觉发热，多见于里寒证。久病体虚，畏寒或肢冷蜷卧，脉沉迟无力者，属虚寒证；新病出现脘腹或其他局部冷痛剧烈，脉沉迟有力者，属实寒证。

4．但热不寒

但热不寒指患者只觉发热而不怕冷，多见于里热证。

（1）壮热：指患者高热不退，不恶寒反恶热，常伴面赤、口渴、汗出、脉数有力，多见于里热实证。

（2）潮热：指发热如潮汐，定时发热或定时热甚。

① 阴虚潮热：午后或入夜热甚，甚则自觉有热从深层向外透发，伴五心烦热、颧红、盗汗等，属阴虚证。

② 湿温潮热：午后热甚，身热不扬，兼见头身困重、舌苔黄腻等，属湿温病。

③ 阳明潮热：热势较高，日晡（下午 3～5 点）热甚，兼见腹胀、便秘等症，属阳明腑实证。

（3）微热：热势不高，但较长时间不退，常见于阴虚潮热、气虚发热。

（二）问汗

汗是体内阳气蒸化津液，达于体表而成。问汗主要询问汗之有无、出汗时间、出汗部位、汗量的多少及兼证等。

1．有汗无汗

（1）表证有汗：表证有汗，兼见发热恶风、脉浮缓者，为表虚证；兼见发热重、恶寒轻、咽红、头痛、脉浮数者，为表热证。

（2）表证无汗：兼见恶寒重、发热轻、头项强痛、脉浮紧，为表实证。

（3）里证大汗：大量汗出，兼见发热、口渴喜饮、舌红苔黄燥、脉洪数者，为里实热证。若冷汗淋漓，兼见面白肢冷、脉微欲绝，称为绝汗，属亡阳证。

2．出汗时间

（1）自汗：经常性汗出不止，活动后更甚，称为自汗，常见于气虚证、阳虚证。

（2）盗汗：入睡后汗出，醒则汗止，称为盗汗，属阴虚证。

3．出汗部位

（1）头汗：指患者仅头部或头项部汗出较多，多为上焦热盛或中焦湿热上蒸所致。若头额冷汗不止，兼见面色苍白、四肢厥冷、脉微欲绝者，是亡阳的危证。

（2）半身汗：指患者仅半侧身、上半身或下半身汗出，多因风痰或痰瘀、风湿阻闭经络，营卫不调，或气血不和所致。可见于中风先兆、偏瘫或痿证。

（3）手足心汗：指患者手足心出汗较多。若汗出过多，伴咽干口燥、五心烦热、脉细数者，为阴虚内热；伴头身困重、苔黄腻者，为湿热郁蒸；伴烦渴饮冷、尿赤便秘、脉洪数者，为阳明热盛。

（三）问疼痛

问疼痛，主要询问疼痛的部位、性质、程度和时间长短等。

1. 疼痛性质

（1）胀痛：疼痛并有胀的感觉，是气滞作痛的特点。

（2）刺痛：疼痛如针刺，是瘀血疼痛特点。表现为疼痛部位固定不移、拒按。

（3）隐痛：疼痛隐隐、绵绵不休，为虚证疼痛的特点。

（4）冷痛：疼痛伴有冷感，遇冷加重，遇热减轻，多因寒邪阻络或阳气不足所致。

（5）灼痛：疼痛伴有灼热感，遇热加重，遇冷减轻，多因火热内蕴或阴虚火旺所致。

（6）重痛：疼痛伴有沉重感，多因湿邪困阻气机所致。

（7）绞痛：疼痛剧烈如刀绞，是实证的疼痛特点。

2. 疼痛的部位

（1）头痛：根据头痛部位，可确定病在何经、何脏。如头痛连及颈项者，属太阳经；两侧头痛者，属少阳经；前额连眉棱骨痛者，属阳明经；头顶痛者，属厥阴经。

（2）胸痛：胸痛多为心肺病变。如心尖部位憋闷，痛如针刺者，多为胸痹；胸痛而咳吐脓血腥痰者，多为肺痈。

（3）胃脘痛：胃脘疼痛主要反映胃的病变。如进食后疼痛加剧，伴拒按者，多为实证；进食后疼痛缓解而喜按者，多为虚证；疼痛遇冷发作，伴干呕吐涎，多为胃寒证；胃脘胀满疼痛，嗳气吞酸，多为食积。

（4）腹痛：腹部的范围较广，分为大腹、小腹和少腹。横膈以下，脐以上为大腹，属脾胃；脐以下，耻骨毛际以上为小腹，包括肾、膀胱、大小肠及胞宫；小腹两侧为少腹，是肝经循行之处。不同部位的腹痛，反映不同脏腑的病变。临床询问腹痛时，需结合按诊，先查明腹痛的部位，判断病变所在脏腑，结合疼痛的性质和兼证，辨别病证虚实。

（5）腰痛：腰痛绵绵，酸软乏力，多属肾虚腰痛；腰部沉重冷痛，遇阴雨天加重者，多属寒湿痹痛；腰部灼热疼痛，伴见尿黄赤、舌红脉数者，为湿热腰痛；腰部刺痛，难于转侧者，为血瘀腰痛。

（6）四肢痛：指四肢部位疼痛，痛在肌肉、关节或经络、筋脉等。多因风寒湿邪侵袭，或因湿热蕴结，阻滞气机运行所致；亦有脾胃虚弱，水谷精微不能充养四肢而痛者。若独见足跟痛者，多为肾虚。

（四）问饮食口味

问饮食情况和口味的变异，可以了解患者脏腑的虚实盛衰，特别是对脾胃疾病的诊察施护，具有重要意义。

1. 食欲与食量

食欲是指对进食的要求和欲进食的欣快感觉；食量是指实际进食的多少。询问患者的食欲与食量，对判断脾胃功能的盛衰以及疾病的预后转归有重要意义。如食欲减退，为脾失健运；食少纳呆，伴有头身困重，多为湿盛困脾；久病后食欲减退，多为脾胃虚弱；厌食脘胀，嗳腐吞酸，多为食滞胃脘；饥不欲食，胃脘灼热嘈杂，为胃阴不足；消谷善饥，多为胃热炽盛；嗜食异物，多见于小儿虫积。

2. 口渴与饮水

口渴与否，反映了体内津液的盛衰与输布情况。口不渴，提示津液未伤；口渴则表示津液已伤或津不上承，多见于热证、燥证。渴喜冷饮，属实热证；大渴引饮，小便频数量多，消谷善饥，则为消渴病。患者虽口干口渴，但饮水不多，多见于阴虚、湿热、痰饮、血瘀证。

3. 口味

口淡乏味，多为脾胃气虚或寒证；口甜，多为脾胃湿热或外感湿热；口苦，多见于热证；口酸，多为肝胃不和；口咸，多与肾虚及寒水上泛有关；口腻，见于湿浊、痰饮或食积；口臭，多为胃火炽盛或肠胃积滞。

（五）问睡眠

1. 失眠

失眠又称不寐，临床上以不易入睡，或睡后多梦易醒，或彻夜不眠为特征。多因营血亏虚或邪气扰动心神所致。

2. 嗜睡

嗜睡以神疲乏力，睡意很浓，经常不自主入睡为特征。多因痰湿内盛、阳虚阴盛或气血不足所致。

（六）问二便

问二便主要询问二便的性状、颜色、气味、时间、便量、便次、排便时的感觉以及兼有症状等。

1. 问大便

（1）泄泻：指大便次数增多，质地稀薄，或呈水样。多因内伤饮食、感受外邪、阳气不足、情志失调等原因，导致脾失健运而引起。久泻多属虚证。

（2）便秘：指大便秘结不通，排出困难，或排便时间延长，欲便而艰涩不畅。

多因热结肠道，或津液亏少，或阴血不足，或气虚传送无力所致。

2. 问小便

正常成人一般日间排尿3～5次，夜间排尿0～1次，昼夜排尿总量为1 000～1 800 mL，尿色清白或微黄，排尿通畅，无不适感。

小便量多，畏寒喜暖者，其病在肾，多属虚寒证。小便量增多，伴口渴、多饮、多食、消瘦，属消渴病。小便短少，色赤，多为热盛伤津或汗下伤津。尿少浮肿，多为肺、脾、肾功能失常，水湿内停。尿频、尿急、淋漓不畅或涩痛，多属下焦湿热。小便频数，量多色清，夜间尤甚，多为肾阳不足。

若小便不通，点滴而出，称为癃；小便不通，点滴不出，称为闭，合称为癃闭。若因阳气不足，化水无力，开合失司所致者，为虚证；若因结石、瘀血或湿热下注所致者，为实证。

（七）问经带

1. 问月经

询问月经时应问经期、经量、经色、经质、行经时有无疼痛等。

（1）经期异常：月经周期提前8～9天以上，连续发生2次以上，称为月经先期，多属血热或气虚。月经周期推后8～9天以上，连续发生2次以上，称为月经后期，多因营血亏损、阳气虚衰、气滞或瘀血阻滞经脉所致。月经或前或后，经期不定，多属肝气郁滞、脾肾虚损或瘀血阻滞。

（2）经量异常：若月经量较以往明显增多，多属血热、脾虚失摄或瘀血内阻。月经量明显减少，多因精亏血少、寒凝或血瘀等所致。

（3）经行异常：① 崩漏：不在行经期间，阴道内突然大量出血，或持续出血、淋漓不止者，为崩漏。多因血热、气虚、瘀阻胞宫所致。② 闭经：停经3个月以上非妊娠者，称为闭经。多因气血亏虚、血寒、寒湿凝滞所致。③ 痛经：妇女行经前后或行经期间，出现周期性小腹疼痛或痛引腰骶，称为痛经。经前或经期小腹胀痛或刺痛，多为气滞或血瘀；小腹冷痛，遇温则减，多为寒凝或阳虚；经期或经后小腹隐痛，多为气血两虚。

（4）经色、经质异常：若经色淡红质稀，为血少不荣；经色深红质稠，为血热内炽；经色紫暗，夹有血块，兼小腹冷痛为寒凝血瘀。

2. 问带下

带下量多，淋漓不断，或色、质、味异常，均为病理性带下。若带下色白，量多，质稀如涕，多属寒湿带下；带下色黄，量多，质黏臭秽，多属湿热带下；白带中混有血液，赤白相兼，多属湿热下注或肝经郁热。

拓展阅读

《十问歌》

明代医学家张景岳在总结前人问诊要点的基础上写成《十问篇》，清代医学家陈修园又将其修改补充为《十问歌》，其具体内容如下。

一问寒热二问汗，三问头身四问便，

五问饮食六胸腹，七聋八渴俱当辨，

九问旧病十问因，再兼服药参机变，

妇女尤必问经期，迟速闭崩皆可见，

再添片语告儿科，天花麻疹全占验。

四、切诊

切诊是医生用手在患者的体表部位进行触、摸、按、压，以了解病情的诊察方法。切诊包括脉诊和按诊。

（一）脉诊

脉诊是医生用手指切按患者的脉搏，根据脉动探察疾病变化的诊断方法，又称切脉或诊脉。

人体的血脉贯通周身，内连脏腑，外达肌表，运行气血，周流不息，因此脉象能够反映全身脏腑功能、气血、阴阳。脏腑气血发生病变时，血脉运行受到影响，脉象就会出现相应的变化。通过脉诊，可察知疾病的病位、性质、邪正关系、病情轻重及预后等。

1. 诊脉的部位

现在临床诊脉普遍采用"寸口诊法"。寸口在手腕后桡动脉搏动处。寸口脉分寸、关、尺三部，桡骨茎突内侧为关部；关之前，近腕横纹处为寸部；关之后，远腕横纹端为尺部（图2-3）。

两手各有寸、关、尺三部，它们分候不同的脏腑：寸部候上焦，左寸候心，右寸候肺；关部候中焦，左关候肝胆，右关

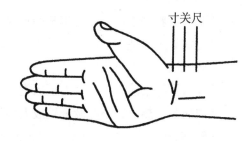

图2-3 脉诊寸关尺部位图

候脾胃；尺部候下焦，左尺部候肾，右尺部候肾（命门）。

2．诊脉的方法

诊脉时应先让患者稍事休息，令其气血平和。患者前臂平伸，掌心向上，与心脏同高，腕下垫脉枕。医生先用中指按在掌后高骨（桡骨茎突）内侧动脉处，再用食指按在寸部，无名指按在尺部。三指呈弓形，指端平齐，以指腹切脉体。三指的疏密按患者身高做适当调整。小儿寸口脉较短，不能容纳三指，可用"一指（拇指）定关法"，不细分三部。3 岁以下小儿，可用望指纹代替切脉。

切脉时常用举、按、寻等指法。脉诊时用较轻的指力按在皮肤上为"举"，也称"浮取"；用中等指力按在肌肉上为"寻"，也称"中取"；用重力按至筋骨为"按"，称"沉取"。临床切脉时，可三指平齐同时用力，也可用一个手指诊察一部脉象，用举、寻、按反复触按体察脉象。寸、关、尺三部，每部有浮、中、沉三候，合称"三部九候"。

3．正常脉象

正常人在生理条件下出现的脉象称为正常脉象，又称"平脉""常脉"。正常脉象为：三部有脉，一息（即一呼一吸）四五至，不浮不沉，不快不慢，节律均匀，和缓有力。

4．常见病脉及主病

病脉是疾病时出现的异常脉象的统称。虽然病与脉密切相关，但是临床不能单凭脉象判断疾病，仍须四诊合参，综合判断。

（1）浮脉

【脉象】脉搏显现部位表浅，轻取即得，重按稍弱。

【主病】主表证。

（2）沉脉

【脉象】脉搏显现部位深，轻取不应，重按始得。

【主病】主里证。

（3）迟脉

【脉象】脉来迟缓，一息不足四至（每分钟少于 60 次）。

【主病】主寒证。

（4）数脉

【脉象】脉来急促，一息五至以上（每分钟 90 次以上）。

【主病】主热证。小儿脉来较成人快为生理现象。

（5）虚脉

【脉象】三部脉举按皆无力，是无力脉的总称。

【主病】主虚证。

（6）实脉

【脉象】三部脉举按皆有力，是有力脉的总称。

【主病】主实证。

（7）滑脉

【脉象】脉来去流利，应指圆滑，就像珠子在盘中滚动一样。

【主病】主痰饮、食滞、实热。亦是青壮年的常脉，妇人的孕脉。

（8）涩脉

【脉象】往来艰涩不畅，如轻刀刮竹。

【主病】主精亏血少、气滞血瘀、痰食内停。

（9）洪脉

【脉象】脉形宽大，状如波涛，来盛去衰。

【主病】主热盛。

（10）细脉

【脉象】脉来应指极细，状如一线，但应指明显，来去分明。

【主病】主诸虚劳损，以阴血虚为主；又主湿证。

（11）濡脉

【脉象】轻按浮取即得，浮而细软。

【主病】主虚证、湿证。

（12）弦脉

【脉象】脉来应指有力，端直而长，如按琴弦。

【主病】主肝胆病、诸痛、痰饮、疟疾。

（13）紧脉

【脉象】脉来绷急，应指紧张有力，如牵绳转索。

【主病】主寒证、痛证、宿食。

（14）代脉

【脉象】脉来一止，止有定数，良久复来。

【主病】主脏气衰微、风证、痛证、惊恐、跌仆损伤。

（15）结脉

【脉象】脉来缓慢，时有一止，止无定数。即脉来迟缓，且有不规则的间歇。

【主病】主阴盛气结、痰滞血瘀、癥瘕积聚。

（16）促脉

【脉象】脉来急数，时而一止，止无定数。即脉来急数，且有不规则的间歇。

【主病】主脏气虚衰、阳盛实热或邪实阻滞之证。

（二）按诊

按诊是医生用手直接触摸或按压患者某些部位，以了解局部冷热、润燥、软硬、压痛、肿块或其他异常变化，从而推断疾病的病位、病性和病情的一种诊断方法。

1. 按肌肤

按肌肤是指触按某些部位的肌肤，以了解肌肤的寒热、润燥及肿胀等情况。

（1）寒热：肌肤灼热者，多为阳证、热证；肌肤寒凉者，多为阴证、寒证；手足心灼热者，多为阴虚内热。

（2）润燥：若皮肤润滑，多为津液未伤；皮肤枯槁干燥，为津液已伤；久病皮肤干燥，触之刺手，称为肌肤甲错，为阴血不足，血瘀内结。

（3）肿胀：若肌肤肿而发亮，按之凹陷，不能即起者，多为水肿；若肌肤绷紧，按之凹陷，举手即起者，多为气肿。

2. 按手足

按手足主要是诊察寒热情况。手背热盛，多为外感；手心热盛，多为内伤。手足俱热，多为阳热证；手足俱冷，多为阴寒证。

3. 按脘腹

按脘腹可辨别病变的部位、腹痛及癥瘕积聚的性质。脘腹疼痛，喜按，局部柔软者，多属虚证；按压后疼痛加剧，局部坚硬者，多属实证。腹内包块按之有形，痛有定处，则为癥或积；包块按之可散，痛无定处，聚散不定，为瘕或聚。若腹中结块，按之起伏，聚散不定，或如蚯蚓蠕动者，为虫积。若右下腹按之疼痛，尤以重按后，突然放手而疼痛剧烈者，多为肠痈初起。

第二节　辨　证

在长期的医疗及护理实践中，中医学形成了一套比较完整的辨证体系，如八纲辨证、脏腑辨证、气血津液辨证、六经辨证、卫气营血辨证等。其中八纲辨证是各种辨证的总纲，脏腑辨证是各种辨证的基础，故本节对这两种辨证方法进行详细介绍。

一、八纲辨证

八纲，即阴、阳、表、里、寒、热、虚、实八个辨证的纲领。八纲辨证是将四诊收集的资料，进行综合分析，然后根据病变部位、性质以及邪正盛衰的情况，归纳为表证、里证、寒证、热证、虚证、实证、阴证、阳证八类基本证候。

（一）表里

表里是辨别疾病病位深浅、病情轻重和病势趋向的一对纲领。外邪侵犯人体肌表，病在皮毛、肌腠、经络者为表证；病在脏腑、气血、骨髓者为里证。

1. 表证

表证是指六淫邪气从皮毛、口鼻侵入机体后所产生的证候。多见于外感病的初期阶段，具有起病急、病情轻、病程短、病位浅的特点。

（1）临床表现：发热恶寒（或恶风），舌苔薄白，脉浮，可兼见头身疼痛、鼻塞流涕、咳嗽、咽痛等症状。

（2）辨证要点：恶寒（或恶风）与发热并见，舌苔薄，脉浮。

2. 里证

里证是与表证相对而言，是指病变部位深，累及脏腑、气血、骨髓的一类证候，多见于外感病的中、后期或内伤病。里证成因有三种情况：一是表邪不解，内传脏腑；二是外邪直接侵犯脏腑；三是情志内伤、饮食劳倦等因素导致脏腑功能失调。里证具有病位深、病因复杂、病情重、病程长的特点。

（1）临床表现：里证的范围广泛，涉及寒热虚实及脏腑等，所表现的证候也不同，其具体内容将在寒热虚实辨证及脏腑辨证中介绍。

（2）辨证要点：无恶寒与发热并见，以脏腑的证候为主，舌质舌苔多有变化。

（二）寒热

寒热是辨别疾病性质的一对纲领。寒热反映了疾病过程中机体阴阳的盛衰，辨寒热就是辨阴阳之盛衰。

1. 寒证

寒证是指感受寒邪或阳虚阴盛，机体的功能活动衰退所表现的证候。

（1）临床表现：恶寒或畏寒喜暖，面色苍白，口淡不渴或渴喜热饮，肢冷蜷卧，痰、涎、涕清稀，小便清长，大便稀溏，舌淡苔白而润，脉迟或紧等。

（2）辨证要点：以冷、白、清、润、迟为主要辨证依据。

2. 热证

热证是指感受热邪或阳盛阴虚，机体功能活动亢进所表现的证候。

（1）临床表现：发热喜凉，面红目赤，烦躁不宁，口渴喜冷饮，痰、涕黄稠，小便短赤，大便秘结，舌红苔黄而干，脉数。

（2）辨证要点：以热、赤、渴、黄、干、稠、数为主要辨证依据。

（三）虚实

虚实是辨别邪正盛衰的两个纲领。虚指正气不足，实指邪气盛实。

1. 虚证

虚证是指机体正气不足，脏腑功能衰退所产生的各种证候。虚证包括人体阴阳、气血、津液以及脏腑虚损。根据气血阴阳虚损程度的不同，可概括分为气虚、血虚、阴虚、阳虚四种证候。

（1）临床表现：

① 气虚证：面白无华，少气懒言，语声低微，神疲乏力，自汗畏风，动则诸症加重，舌淡苔白，脉虚无力。

② 血虚证：面色苍白或萎黄无华，唇色淡白，头晕眼花，心悸失眠，手足麻木，妇女月经量少，甚至闭经，舌质淡，脉细无力。

③ 阴虚证：形体消瘦，午后低热，五心烦热，颧红盗汗，口燥咽干，小便短赤，大便秘结，舌红少苔，脉细数。

④ 阳虚证：形寒肢冷，面色㿠白，神疲乏力，自汗，口淡不渴，小便清长，大便稀溏，舌淡苔白，脉沉迟无力。

（2）辨证要点：病久体弱、病势缓、病程长，气血阴阳等虚损及脏腑功能减退。

2. 实证

实证是指邪气亢盛，正气未虚，脏腑功能活动亢盛所表现的证候。

（1）临床表现：由于病邪性质及其所在部位不同，临床表现亦有差异。其代表症状为：壮热，面赤口渴，声高气粗，烦躁不安，甚则神昏谵语，痰涎壅盛，脘腹胀满，疼痛拒按，大便秘结或下痢，小便不利或淋沥涩痛，舌苔厚腻，脉实有力。

（2）辨证要点：新病、暴病，病程短，邪气亢盛有余，有气滞、血瘀、痰饮、水湿、宿食、虫积等停聚体内。

（四）阴阳

阴阳是概括疾病类别的一对纲领。阴阳又是八纲的总纲，可以概括其余六纲，即表、热、实属阳，里、寒、虚属阴。

1. 阴证

阴证是体内阳气虚衰，或寒邪凝滞所表现的证候。常以虚寒证为代表。

（1）临床表现：精神委靡，面色苍白，倦怠无力，气短声低，畏寒肢冷，口淡不渴，小便清长，大便稀溏，舌淡胖嫩、苔白，脉迟弱。

（2）辨证要点：以里证、寒证、虚证为主要辨证依据。

2. 阳证

阳证是体内热邪炽盛，或阳气亢盛所表现的证候。常以实热证为代表。

（1）临床表现：身热面赤，烦躁不安，气粗声高，喘促痰鸣，渴喜冷饮，小便短赤，大便秘结，舌红绛、苔黄燥，脉洪滑实。

（2）辨证要点：以表证、实证、热证为主要辨证依据。

3．亡阴证与亡阳证

亡阴证与亡阳证皆属于疾病过程中的危重证候。一般在高热大汗、大吐、大泻、大失血等阴液或阳气迅速亡失的情况下出现。

（1）亡阴证：是指体内阴液严重亏耗，而表现为阴液欲竭的证候。

① 临床表现：大汗出，汗热而黏，面色潮红，呼吸短促，身热，手足温，烦躁不安，渴喜冷饮，舌红而干，脉细数无力。

② 辨证要点：大汗出，身热肢温，烦躁不安，脉细数无力。

（2）亡阳证：是指体内阳气极度衰微，而表现为阳气欲脱的证候。

① 临床表现：冷汗淋漓，气息微弱，面色苍白，肌肤不温，手足厥逆，精神淡漠，口不渴或渴喜热饮，舌淡，脉微欲绝。

② 辨证要点：冷汗淋漓，手足厥逆，精神淡漠，脉微欲绝。

想一想

王某，男，41岁。患者三年来反复咳嗽，痰中带血，曾被诊断为"肺结核"。症见形体消瘦，两颧红赤，咳嗽少痰，胸痛，痰中带血，口燥咽干，盗汗，舌红少苔。

请思考：

1．根据八纲辨证判断，此为何证？

2．患者最有可能出现何种脉象？

二、脏腑辨证

脏腑辨证是根据脏腑的生理功能、病理表现，将四诊所收集的症状、体征进行综合分析，判断疾病所在的脏腑、病因、病性及邪正盛衰情况的一种辨证方法。

（一）心与小肠病

1．心气虚证

心气虚证是指心气不足，鼓动无力，功能减退所表现的证候。多由久病体虚、暴病伤正、禀赋不足或年老脏气虚衰所致。

临床表现：心悸怔忡，胸闷气短，活动后加重，自汗，面白无华，舌淡苔白，脉虚。

2．心阳虚证

心阳虚证是指心阳虚衰，温煦失职，虚寒内生所表现的证候。多由心气虚进一步发展所导致。

临床表现：心悸怔忡，心胸憋闷或疼痛，面色苍白，畏寒肢冷，舌淡胖，苔白滑，脉弱或结代。

3．心血虚证

心血虚证是指心血不足，心失濡养所表现的证候。多因先天禀赋不足，或失血过多，或久病耗血，或情志不遂，气火内郁，暗耗阴血所致。

临床表现：心悸，失眠，多梦，健忘，头晕，面色淡白或萎黄，口唇色淡，舌色淡白，脉象细弱。

4．心阴虚证

心阴虚证是指心阴亏损，虚热内扰所表现的证候。多因思虑太过，七情暗耗心阴，或热病后期，阴液耗损所致。

临床表现：心悸怔忡，心烦，失眠，多梦，五心烦热，潮热盗汗，两颧发红，舌红少津，脉细数。

5．心火亢盛证

心火亢盛证是指心火炽盛，扰乱心神，迫血妄行所表现的实热证候。多因邪热内侵，或情志不遂，郁而化火，或过食辛辣温补之品。

临床表现：心烦失眠，面赤口渴，小便短赤，大便秘结，舌尖红绛，苔黄脉数。或口舌生疮，舌体糜烂疼痛，或吐血、衄血，甚或狂躁谵语、神志不清等。

6．心脉痹阻证

心脉痹阻证是指心脏脉络的气血运行不畅，甚至痹阻不通所表现的证候。多因正气不足，心阳不振，而致气滞、血瘀、痰凝、寒滞等而发病。

临床表现：心悸怔忡，胸部憋闷疼痛，痛引肩背或内臂，时发时止，舌紫暗或见瘀点、瘀斑，脉细涩或结代。

7．痰蒙心神证

痰蒙心神证是指痰浊蒙闭心神所表现的证候。多因情志不遂，气郁生痰或外感湿浊邪气等阻闭心神所致。

临床表现：面色晦滞，脘闷呕恶，意识模糊，语言不清，喉有痰鸣，甚则昏迷，苔白腻，脉滑；或精神抑郁，表情淡漠，神志痴呆，喃喃自语，举止失常。

8．痰火扰心证

痰火扰心证是指火热痰浊之邪侵扰心神所出现的证候。多因五志化火，灼液成痰，痰火内盛或外感邪热，热灼液熬为痰，热痰内扰所致。

临床表现：发热，面赤气粗，口苦，痰黄，喉间痰鸣，躁狂谵语，舌红苔黄腻，脉滑数，或心烦失眠，或神志错乱，哭笑无常，躁狂妄动，打人毁物，力逾常人。

9．小肠实热证

小肠实热证是指小肠里热炽盛所表现的证候。多因心热下移小肠所致。

临床表现：心烦口渴，口舌生疮，小便赤涩，尿道灼痛或血尿，舌红苔黄，脉数。

（二）肺与大肠病

1. 肺气虚证

肺气虚证是指肺气不足，卫表不固所表现的证候。多因久病咳喘，或年老体弱，或气的生化不足所致。

临床表现：咳喘无力，咳痰清稀，动则气短，声音低微，倦怠无力，面白无华，或畏风自汗，易于感冒，舌淡，脉虚弱。

2. 肺阴虚证

肺阴虚证是指肺阴不足，虚热内生所表现的证候。多因久咳伤阴，或年老体弱，或痨虫袭肺，或热病后期阴津损伤所致。

临床表现：干咳无痰，或痰少而黏，或痰中带血，口燥咽干，声音嘶哑，形体消瘦，午后潮热，五心烦热，颧红盗汗，舌红少津，脉细数。

3. 风寒束肺证

风寒束肺证是指感受风寒，肺卫失宣所表现的证候。多因风寒之邪侵袭肺卫，肺卫失宣所致。

临床表现：咳嗽，咳痰稀白，鼻塞流清涕，恶寒发热，无汗，头身疼痛，舌苔薄白，脉浮紧。

4. 风热犯肺证

风热犯肺证是指风热之邪侵犯肺卫所表现的证候。多因风热之邪侵袭肺卫，肺卫失宣所致。

临床表现：咳嗽，咳痰黄稠，鼻塞流黄浊涕，口渴咽痛，头痛，恶风发热，舌边尖红、苔薄黄，脉浮数。

5. 燥邪犯肺证

燥邪犯肺证是指燥邪犯肺，耗伤津液所表现的证候。多因时处秋令，或干燥少雨，感受燥邪，或风温之邪伤津化燥所致。

临床表现：干咳无痰，或痰少而黏，不易咳出，唇、舌、咽、鼻干燥，或发热恶寒，或胸痛咯血，舌红苔薄黄，或舌干苔薄白，脉浮数或细数。

6. 痰湿阻肺证

痰湿阻肺证是指痰湿蕴结，阻滞于肺所表现的证候。多因脾虚生湿，或久咳伤肺，或感受寒湿之邪，聚湿成痰所致。

临床表现：咳嗽痰多，色白而黏，易于咯出，胸闷，或见气喘，喉中痰鸣，舌淡苔白腻，脉滑。

7. 痰热壅肺证

痰热壅肺证是指热邪夹痰，内壅于肺所表现的实热证候。多因邪热犯肺，肺热炽盛，炼液成痰，或宿痰内盛，郁而化热，痰热互结，壅阻于肺所致。

临床表现：咳嗽气喘，呼吸急促，甚则鼻翼扇动，咳痰黄稠，或痰中带血，或咳吐脓血腥臭痰，胸痛，烦躁不安，壮热口渴，小便短赤，大便秘结，舌红苔黄腻，脉滑数。

8. 大肠湿热证

大肠湿热证是指湿热蕴结于大肠所表现的证候。多因感受湿热之邪，或饮食不节，湿热蕴结大肠所致。

临床表现：腹痛泄泻，肛门灼热，或下痢脓血，里急后重，小便短赤，或发热口渴，舌红苔黄腻，脉滑数。

（三）脾与胃病

1. 脾气虚证

脾气虚证是指脾气不足，失其健运所表现的证候。多因饮食失调，劳倦过度，以及其他急慢性疾病耗伤脾气所致。

临床表现：食少纳呆，脘腹胀满，口淡无味，便溏，少气懒言，四肢倦怠，形体消瘦，面色萎黄，舌淡苔白，脉缓弱。

2. 脾阳虚证

脾阳虚证是指脾阳虚衰，阴寒内盛所表现的证候。多因脾气虚进一步发展而来，或过食生冷损伤脾阳，或肾阳虚衰，火不生土所致。

临床表现：腹胀纳呆，脘腹冷痛，喜温喜按，形寒肢冷，大便稀溏，口淡不渴，或肢体浮肿，或白带清稀量多，舌质淡胖，苔白滑，脉沉迟无力。

3. 脾不统血证

脾不统血证是指脾气虚不能统摄血液所表现的证候。多因久病脾虚，或劳倦伤脾所致。

临床表现：便血，尿血，肌衄，鼻衄，齿衄，或妇女月经过多，崩漏等，伴有食少便溏，神疲乏力，少气懒言，面白无华，舌淡脉细弱。

4. 中气下陷证

中气下陷证是指脾气虚，升举无力所表现的证候。多由脾气虚进一步发展而来，或劳累过度，或久泄久痢所致。

临床表现：脘腹有坠胀感，食后益甚，或便意频频，肛门重坠，或久痢不止，甚则脱肛，或内脏下垂，或小便混浊如米泔，兼见头晕目眩，少气无力，肢体倦怠，食少便溏，舌淡苔白，脉虚弱。

5. 寒湿困脾证

寒湿困脾证是指寒湿内盛，脾阳受困所表现的证候。多因过食生冷，或外感寒湿，或居处潮湿，或嗜食肥甘，湿浊内生，困阻中阳所致。

临床表现：脘腹胀闷，不思饮食，泛恶呕吐，口黏不爽，腹痛泄泻，头身困重或浮肿，舌淡胖，苔白腻，脉濡缓。

6. 湿热蕴脾证

湿热蕴脾证是指湿热蕴结脾胃所表现的证候。多因感受湿热，或嗜食肥甘厚腻，饮酒无度，酿成湿热，内蕴中焦所致。

临床表现：脘腹痞闷，纳呆呕恶，肢体困重，便溏尿黄，或面目肌肤发黄，色泽鲜明如橘子，皮肤发痒，或身热起伏，汗出热不解，舌红苔黄腻，脉濡数。

7. 胃阴虚证

胃阴虚证是指胃阴亏虚，胃失濡润所表现的证候。多因热病后期胃阴耗伤，或气郁化火灼伤胃阴，或嗜食辛辣耗伤胃阴等所致。

临床表现：胃脘隐痛，饥不欲食，口燥咽干，大便干结，或胃脘嘈杂，脘痞不舒，或干呕呃逆，舌红少津，脉细数。

8. 胃热炽盛证

胃热炽盛证是指胃中火热炽盛所表现的证候。多因平素嗜食辛辣，化热生火，或热邪内犯，或情志不遂，气郁化火等所致。

临床表现：胃脘灼热疼痛，吞酸嘈杂，或食入即吐，渴喜冷饮，消谷善饥，或牙龈肿痛溃烂，齿衄，口臭，小便短赤，大便秘结，舌红苔黄，脉滑数。

9. 食滞胃脘证

食滞胃脘证是指食物停滞胃脘不能腐熟所表现的证候。多因饮食不节，暴饮暴食，或脾胃虚弱，运化失健所致。

临床表现：脘腹胀满或疼痛，嗳腐吞酸，或呕吐酸腐食物，吐后胀痛得减，或矢气便溏，泻下物酸腐臭秽，舌苔厚腻，脉滑。

（四）肝与胆病

1. 肝气郁结证

肝气郁结证是指肝失疏泄，气机郁滞所表现的证候。多因情志抑郁，或突然的精神刺激等所致。

临床表现：情志抑郁或易怒，善太息，胸胁或少腹胀痛，或咽部有梗塞感，或胁下痞块，妇女可见乳房胀痛，痛经，月经不调，甚则闭经，苔薄，脉弦。

2. 肝火上炎证

肝火上炎证是指肝火炽盛，气火上逆所表现的证候。多因情志不遂，肝郁化火，或热邪内犯等所致。

临床表现：头晕胀痛，面红目赤，急躁易怒，口苦咽干，胁肋灼痛，耳鸣耳聋，小便短赤，大便秘结，或吐血、衄血，舌红苔黄，脉弦数。

3. 肝血虚证

肝血虚证是指肝血不足所表现的证候。多因脾肾亏虚，阴血生化不足，或慢性病耗伤肝血，或失血过多所致。

临床表现：眩晕耳鸣，面白无华，爪甲不荣，两目干涩，视物模糊，夜盲，肢体麻木，手足震颤，筋脉拘挛，月经量少，或闭经，舌淡，脉细。

4. 肝阴虚证

肝阴虚证是指肝阴亏虚，虚热内扰所表现的证候。多因情志不遂，气郁化火，或某些慢性疾病、温热病后期等耗伤肝阴所致。

临床表现：头晕头痛，耳鸣，胁肋隐痛，两目干涩，视物模糊，烦躁失眠，五心烦热，潮热盗汗，咽干口燥，舌红少津，脉弦细数。

5. 肝阳上亢证

肝阳上亢证是指肝肾阴虚，不能制阳，阳亢于上所表现的证候。多因情志过极或肝肾阴虚，致使阴不制阳，水不涵木所致。

临床表现：头目胀痛，眩晕耳鸣，面红目赤，口苦咽干，急躁易怒，小便短赤，大便秘结，舌红苔黄，脉弦细数。

6. 肝风内动证

肝风内动证是指以眩晕欲仆、抽搐等"动摇"症状为主要表现的证候。临床上常见肝阳化风、热极生风、血虚生风三种证候。

（1）肝阳化风证：是指肝阳亢逆无制而表现动风的证候。多因肝肾阴虚日久，不能潜阳，肝阳上亢，亢极化风所致。

临床表现：眩晕欲仆，头痛而摇，项强肢麻，肢体震颤，语言不利，步履不稳，舌红，脉弦细。

（2）热极生风证：是指热邪亢盛引起抽搐等动风的证候。多因邪热亢盛，燔灼肝经，热闭心神所致。

临床表现：高热，烦渴，躁扰不安，抽搐，项强，两目上视，甚则角弓反张，神志昏迷，舌红绛，苔黄，脉弦数。

（3）血虚生风证：是指血虚筋脉失养所表现的动风证候。多因脾肾虚弱，生化不足，或失血过多，或久病血虚所致。

临床表现：眩晕耳鸣，面色无华，手足震颤，肌肉𥉿动，关节拘急不利，肢体麻木，爪甲不荣，舌质淡，苔白，脉细。

7. 寒凝肝脉证

寒凝肝脉证是指寒邪凝滞肝脉所表现的证候。多因感受寒邪而发病。

临床表现：少腹胀痛，睾丸坠胀，遇寒加重，或阴囊挛缩，痛引少腹，苔白，脉沉弦。

8. 肝胆湿热证

肝胆湿热证是指湿热蕴结肝胆所表现的证候。多因外感湿热，或嗜食肥甘，或饮酒过度，酿湿生热，蕴结肝胆所致。

临床表现：胸胁胀痛，口苦呕恶，腹胀纳呆，小便短赤，大便不调，苔黄腻，脉弦数，或身目俱黄，发热，或见阴囊湿疹，睾肿热痛，或妇女带下黄臭，外阴瘙痒。

9. 胆郁痰扰证

胆郁痰扰证是指痰热内扰，胆气不宁所表现的证候。多因情志不遂，疏泄失职，生痰化火所致。

临床表现：惊悸失眠，胆怯，烦躁不安，口苦呕恶，胸胁胀闷，头目眩晕，舌红苔黄腻，脉弦滑。

（五）肾与膀胱病

1. 肾阳虚证

肾阳虚证是指肾阳不足，失于温煦所表现的证候。多因素体阳虚，或年老肾亏，或久病伤肾，或房劳过度等所致。

临床表现：腰膝酸软，形寒肢冷，下肢尤甚，面色㿠白，头晕耳鸣，神疲乏力，阳痿，不孕，或尿少浮肿，或五更泄泻，舌淡胖，脉沉弱。

2. 肾阴虚证

肾阴虚证是指肾阴不足，虚热内扰所表现的证候。多因素体阴虚，或久病伤肾，或房劳过度，或情志内伤耗伤肾阴所致。

临床表现：腰膝酸软，眩晕耳鸣，失眠多梦，咽干口燥，形体消瘦，五心烦热，潮热盗汗，男子遗精，女子经少或经闭，大便秘结，舌红少苔，脉细数。

3. 肾精不足证

肾精不足证是指肾精不足，生长发育迟缓，生殖功能低下所表现的证候。多因禀赋不足，先天发育不良，或后天调养失宜，或房劳过度，或久病伤肾所致。

临床表现：小儿发育迟缓，身材矮小，智力和动作迟钝，囟门迟闭，骨骼痿软，男子精少不育，女子经闭不孕，性功能减退。成人则见早衰，发脱齿摇，耳鸣耳聋，健忘恍惚，足痿无力等。

4. 肾气不固证

肾气不固证是指肾气亏虚，固摄无权所表现的证候。多因年老肾气亏虚，或年幼肾气未充，或房劳过度，或久病伤肾所致。

临床表现：腰膝酸软，小便频数而清，夜尿多，遗尿，小便余沥不尽或失禁，滑精早泄，白带清稀，胎动易滑，舌淡苔白，脉沉弱。

5. 肾不纳气证

肾不纳气证是指肾气虚衰，气不归元所表现的证候。多因久病咳喘，肺虚及肾，或劳伤肾气所致。

临床表现：久病咳喘，呼多吸少，气不得续，动则喘息益甚，自汗神疲，声音低怯，腰膝酸软，舌淡苔白，脉沉细无力。

6. 膀胱湿热证

膀胱湿热证是指湿热蕴结膀胱所表现的证候。多因外感湿热，侵入膀胱，或饮食不节，酿生湿热，下注膀胱所致。

想一想

雷某，女，18岁。患者近半个月来因复习考试，每日入睡较晚且夜寐多梦，心烦，口渴，便秘溲黄，舌尖部有烧灼感，可见红刺，苔黄，脉数。

请思考：

1. 根据脏腑辨证判断，此为何证？

2. 为什么患者的舌尖部会有烧灼感？

（六）脏腑兼病辨证

人体各脏腑之间在生理上相互联系，在病理上亦相互影响。凡两个或两个以上脏腑同时发病者，即为脏腑兼病。

1. 心脾两虚证

心脾两虚证是指心血不足，脾气虚弱所表现的证候。多由久病失调，或劳倦思虑，或慢性出血所致。

临床表现：心悸怔忡，失眠多梦，健忘，食欲不振，腹胀便溏，倦怠乏力，面色萎黄，或皮下紫斑，妇女月经量多色淡，或经少、经闭，舌质淡嫩，脉细弱。

2. 心肺气虚证

心肺气虚证是指心肺两脏气虚所表现的证候。多由久病咳喘，耗伤心肺之气，或禀赋不足，年老体弱等因素引起。

临床表现：心悸咳喘，气短乏力，动则尤甚，胸闷，痰液清稀，面色㿠白，头晕神疲，自汗声怯，舌淡苔白，脉沉弱或结代。

3. 心肝血虚证

心肝血虚证是指心肝两脏血液亏虚所表现的证候。多由久病体虚，或思虑过度，暗耗阴血所致。

临床表现：心悸，失眠多梦，健忘，眩晕耳鸣，面色无华，两目干涩，视物模糊，爪甲不荣，肢体麻木，震颤拘挛，妇女月经量少、色淡，甚则经闭，舌淡苔白，脉细弱。

4. 心肾不交证

心肾不交证是指心肾水火既济失调所表现的证候。多因五志化火，思虑过度，久病伤阴，房事不节等引起。

临床表现：心烦失眠，心悸健忘，头晕耳鸣，咽干口燥，腰膝酸软，多梦遗精，潮热盗汗，小便短赤，舌红少苔，脉细数。

5. 肝脾不调证

肝脾不调证是指肝失疏泄，脾失健运所表现的证候。多因情志不遂，郁怒伤肝，或饮食不节，劳倦伤脾所致。

临床表现：胸胁胀闷疼痛，善太息，情志抑郁或急躁易怒，食少腹胀，便溏，或腹痛欲泻，泻后痛减，苔白腻，脉弦。

6. 肝胃不和证

肝胃不和证是指肝失疏泄，胃失和降所表现的证候。多因情志不遂，肝气横逆犯胃，胃失和降而发病。

临床表现：胸胁、胃脘胀满疼痛，呃逆嗳气，吞酸嘈杂，郁闷或烦躁易怒，苔薄黄，脉弦。

7. 肝肾阴虚证

肝肾阴虚证是指肝肾两脏阴液亏损，虚热内扰所表现的证候。多因久病失调，房事不节，或情志内伤等引起。

临床表现：头晕目眩，耳鸣，两目干涩，胁痛，腰膝酸软，咽干，颧红盗汗，五心烦热，男子遗精，女子月经不调，舌红少苔，脉细数。

8. 肺脾气虚证

肺脾气虚证是指肺脾两脏气虚所表现的证候。多因久病咳喘，肺虚及脾，或饮食劳倦伤脾，脾虚及肺所致。

临床表现：久咳不止，气短而喘，痰多稀白，食欲不振，腹胀便溏，甚则面部虚浮，下肢微肿，舌淡苔白，脉细弱。

9. 脾肾阳虚证

脾肾阳虚证是指脾肾阳气亏虚所表现的证候。多因久病、久泻或水邪久停，导致脾肾两脏阳虚而成。

临床表现：形寒肢冷，面色苍白，腰膝或下腹冷痛，下利清谷，或五更泄泻，或全身浮肿，小便不利，甚则出现腹水，舌淡胖大，脉沉迟无力。

自测题

一、选择题

1. 患者精神不振，声低懒言，疲倦无力，动作迟缓，两目乏神，谓之（　　）。

　　A. 得神　　　　　　　　　　　B. 少神

　　C. 失神　　　　　　　　　　　D. 假神

2. 满面通红最多见于何证（　　）。

    A. 实热证   B. 阴虚证

    C. 肝胆湿热证   D. 气虚发热证

3. 既可见于热证，又可见于寒证的舌象是（　　）。

    A. 淡白舌   B. 红舌

    C. 紫舌   D. 绛舌

4. 久病舌红少苔，多见于（　　）。

    A. 热邪壅肺   B. 胃热亢盛

    C. 肝胆火盛   D. 阴虚内热

5. 脉诊时用较轻的指力按在皮肤上，称为（　　）。

    A. 举   B. 按   C. 寻   D. 推

6. 右手寸口脉关部分属脏腑是（　　）。

    A. 肺   B. 肝胆   C. 脾胃   D. 肾

7. 紧脉的脉象是（　　）。

    A. 如珠走盘   B. 如牵绳转索

    C. 如刀刮竹   D. 如按琴弦

8. 浮脉主（　　）。

    A. 表证   B. 里证   C. 寒证   D. 热证

9. 根据经络的分布分辨头痛的病位，头痛连及颈项者属（　　）。

    A. 阳明经   B. 太阳经

    C. 少阳经   D. 厥阴经

10. 八纲是指阴阳、表里、寒热和（　　）。

    A. 脏腑   B. 内外

    C. 虚实   D. 正邪

11. 患者面赤身热，口渴饮冷，烦躁不宁，尿黄便干，舌红苔黄，脉数，证属（　　）。

    A. 表热证   B. 里实热证

    C. 里虚热证   D. 戴阳证

12. 下列除哪项外，都是燥邪犯肺证和肺阴虚证的共同表现？（　　）。

    A. 发热恶风   B. 干咳少痰

    C. 痰黏难咯   D. 舌干少津

13. 肝胆湿热证，多见（　　）。

    A. 口泛清水   B. 口苦呕恶

    C. 干呕呃逆   D. 呕吐酸腐

14. 某男孩 5 岁，近日脘腹胀满，嗳气厌食，嗳出酸腐气味，大便不调，苔厚腻，脉滑，证属（　　）。

　　A．胃阴虚证　　　　　　　　　B．湿热蕴脾证

　　C．胃火炽盛证　　　　　　　　D．食滞胃脘证

15. 患者心悸，心胸憋闷疼痛，痛引肩背内臂，时发时止，舌质紫暗，脉涩，证属（　　）。

　　A．心阴虚证　　　　　　　　　B．心火亢盛证

　　C．心脉痹阻证　　　　　　　　D．心血虚证

二、简答题

1．试述诊脉的方法。

2．分述滑脉、弦脉的脉象与主病。

3．八纲辨证中，寒证、热证的辨证要点是什么？

4．试述肝气郁结证的临床表现。

第三章

中医护理与养生

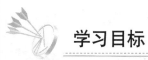 学习目标

★ 掌握中医护理的基本原则。
★ 熟悉中医预防医学的指导思想和基本措施。
★ 掌握中医养生的基本原则。
★ 了解中医养生常用的方法。

第一节　中医护理总则

中医护理总则是在实施护理措施时必须遵循的总原则，包括预防为主、扶正祛邪、施护求本、三因制宜等。

一、预防为主

中医学自古以来就十分重视对于疾病的预防，早在《黄帝内经》中就载有"治未病"的预防思想，强调"防患于未然"。如《素问·四气调神大论》说："圣人不治已病治未病，不治已乱治未乱，此之谓也。夫病已成而后药之，乱已成而后治之，譬犹渴而穿井，斗而铸锥，不亦晚乎？。"

"治未病"包括"未病先防"和"既病防变"两方面。

（一）未病先防

未病先防是指机体在未病之前，采取各种预防措施以防止疾病的发生。

疾病的发生关系到正气与邪气两个方面，邪气是疾病发生的重要条件，正气不足是疾病发生的内在根据。未病先防除了要避免邪气入侵外，更重要的是要提高正气，增强机体的抗病能力。

1. 提高正气

（1）加强身体锻炼：经常适量的运动锻炼，可使人体气血调畅、关节灵活、肌肉筋骨强健、脏腑功能旺盛，因此锻炼身体可增强体质，提高抗病能力，防止疾病的发生，即"常亲小劳则体健"。锻炼身体有导引、吐纳、五禽戏、太极拳等多种方法。

（2）注意饮食起居：要保持身体健康，就要养成良好的生活习惯，应做到饮食有节，起居有常。饮食宜定时定量，不可过饥或过饱，以免损伤脾胃运化功能。其次，应注意合理搭配饮食物种类，不可偏嗜。此外，还要注意饮食卫生，防止病从口入。生活起居应遵循自然规律，根据四时气候变化来安排作息时间，养成有规律的起居习惯，以达到促进健康和预防疾病的目的。

（3）注重调摄精神：人的精神活动与机体的生理、病理变化密切相关。突然强烈或持续的精神刺激，不仅可以直接伤及脏腑，引起气机紊乱，气血阴阳失调而致内伤疾病的发生，而且也是导致疾病恶化的重要因素。因此，自古人们就强调对内在精神的调摄，既要做到精神内守，不贪欲妄想，又要注意避免不良精神刺激，以达到预防疾病、祛病延年的目的。

（4）药物预防：服用某些药物是预防传染病的重要手段。对此，古代医家积累了很多成功的经验，如《素问·刺法论（遗篇）》有"小金丹……服十粒，无疫干也"的记载。近年来，运用中草药预防疾病，已经越来越引起医学界的重视，并得到很大的发展，如用板蓝根、大青叶预防流感、腮腺炎；用马齿苋预防细菌性痢疾；用茵陈、栀子预防肝炎等，都是简便易行、用之有效的方法。

2. 避其邪气

邪气是疾病发生的重要条件，故未病先防除了要提高正气外，还要注意防止病邪的入侵。如讲究卫生，防止水源、食物和环境的污染；避免六淫、疫疠之气侵袭机体；注意传染病患者的消毒隔离等，皆是防止邪气侵袭机体的有效方法和手段。

（二）既病防变

既病防变是指疾病初期，正气未衰之时，就要做出正确的诊断，从而及早进行治疗，以防止疾病的发展与传变。

1. 早期诊治

疾病初期，病情轻浅，正气未衰，容易治愈。如果治疗不及时，则病邪由表入里，侵犯脏腑，使病情愈加复杂或严重，治疗也愈加困难，因此，早期诊断、早期治疗尤为重要。

2. 防止传变

防止传变是指根据不同疾病的传变规律和途径，先安未受邪之地。如《金匮要略·脏腑经络先后病脉证》说："见肝之病，知肝传脾，当先实脾。"即指临床上治疗肝病时，常配合健脾和胃的药物，使脾气健旺而不易受邪，以防肝病传脾。这是既病防变法则的具体应用。

二、扶正祛邪

疾病的发生、发展和转归是正邪斗争的过程，邪胜正则病进，正胜邪则病退。因此，扶助正气、祛除邪气是解决邪正矛盾，指导临床治疗与护理的重要法则。

（一）扶正

扶正是指运用扶助正气的药物或治疗、护理手段，以增强体质，提高机体抗病能力，从而达到恢复健康的目的。扶正适用于虚证，即所谓"虚则补之"。临床可根据病证的不同，分别采用益气、养血、滋阴、助阳等相应的护理措施。如嘱患者减少活动量，多休息，以保持体力；适当安排文娱活动，消除患者的紧张、焦虑情绪，有利于扶助正气；嘱患者多食用一些益气养血、滋阴壮阳的食物，如大枣、花生、桂圆、海参、甲鱼等。

（二）祛邪

祛邪是指用攻邪、驱邪的药物或治疗、护理手段，以祛除病邪，达到邪去病愈的目的。祛邪适用于实证，即所谓"实则泻之"。临床可根据病证的不同，分别采用发汗、清热、攻下、祛痰、消导等相应的护理措施。如外感表证者，宜用发汗解表法；宿食停滞或食物中毒者，宜用消食导滞或涌吐法。

（三）扶正与祛邪

扶正与祛邪两者相互为用，相辅相成。扶正可使正气加强，有利于机体祛除邪气；祛邪能排除病邪的侵害和干扰，使邪去正安，有利于正气的恢复。

在运用扶正祛邪的原则时，要仔细分析正邪双方消长盛衰的情况，根据正邪在疾病发生、发展、变化和转归中所处的地位，分清主次，决定扶正祛邪的单用或兼施，或决定扶正祛邪的先后。邪盛而正气尚能耐攻者，宜祛邪为主，扶正为辅；正虚邪实而以正虚为主的，宜先扶正后祛邪。总之，要做到"扶正而不留邪，祛邪而不伤正"。如疳证患儿，若为发病之初，病程短且病情较轻，在脾胃虚弱的基础上出现了食积症状，宜以消食导滞为主，辅以和中健脾；若病程长且以脾胃虚弱为主，兼有因脾虚失运而致食积症状，则应以健脾益气为主，辅以消食导滞。

想一想

辛某，男，56岁。患者间断性头晕头痛五年，三天前因情绪激动而致头痛加重，伴眩晕耳鸣，心烦易怒，失眠多梦，腰膝酸软，头重脚轻，五心烦热，口苦咽干，舌红少津，脉弦细数。患者平素有高血压史，最高时达190/110 mmHg。中医诊断：头痛，证属肝阳上亢。

请思考：

根据"扶正祛邪"的总则，应对该患者采用什么护理原则？

三、施护求本

施护求本是指抓住引起健康问题的根本原因，针对本质因素实施护理。临床疾病复杂多变，护理中应根据病证的标本缓急，灵活运用"急则护其标，缓则护其本"的护理原则；根据病证的本质与现象逆从的不同，掌握"正护"与"反护"的护理原则；根据疾病所出现的证候的异同，掌握"同病异护，异病同护"的护理原则。

（一）急则护其标，缓则护其本

1．急则护其标

急则护其标是指当标病甚急，可能危及患者生命或影响本病治疗时，所采取的一种暂时的应急护理措施。如风寒感冒的患者突发呕吐，影响进食进药，护理时应先解决呕吐的问题，否则这个急发症状不但使患者痛苦，而且由于患者无法进食，可能影响本病的治疗。又如大出血患者，不论其属于何种原因的出血，均应采取应急措施，先止血护其标，待出血缓解或停止后，再针对其根本病因进行护理。

2．缓则护其本

缓则护其本是指当标病甚急，但经治疗护理后趋缓，或标病不甚急时，应辨证寻本施护。本原则适用于病势较缓的病证，如阴虚发热、咳嗽患者，发热、咳嗽为标，阴虚为本，护理时则宜采用滋阴护本法，待阴虚改善后，发热、咳嗽症状自然缓解。

想一想

　　管某，女，51 岁。患者患肺结核两年余。现面色萎黄，消瘦，咳嗽，午后潮热，盗汗，舌红少津，脉细数。昨晚突发咯血，量多，色红。

　　请思考：

　　1．对该患者宜采用什么护理原则？

　　2．若咯血停止，宜采用什么护理原则？

（二）正护与反护

1．正护

正护又称逆护，是逆疾病证候性质而护的一种护理法则。正护适用于疾病的临床表现与疾病本质相一致的病证，如寒病见寒象、热病见热象、虚病见虚象、实病见实象等。正护包括"寒者热之""热者寒之""虚者补之""实者泻之"等护理方法。如热证患者，在护理时应注意房间要有良好的通风和降温设备，必要时给予物理降温；中药汤剂宜凉服或微温服，不宜热服；饮食方面宜选用清补类的膳食，以凉性瓜果蔬菜为辅食，忌食性温热的牛、羊肉等，这正是热者寒之的护理方法的体现。若为寒证患者，则应采取与上述护法相反的原则。对虚证患者则应根据阴虚、阳虚之别，分别给以清补或温补的护法。

寒者热之，是指用温热性质的方药、方法来治疗护理寒性的病证；虚者补之，是指用补益的方药、方法治疗护理虚损的病证；实者泻之，是指用攻邪泻实的方药、方法治疗护理实邪亢盛的病证。

2. 反护

反护又称从护，是顺从疾病假象而护的一种护理法则。究其实质，是在"治病求本"法则指导下，针对疾病本质进行护理的法则。反护包括"热因热用""寒因寒用""塞因塞用""通因通用"等护理方法，适用于疾病的本质与现象相反的病证。如热因热用适用于真寒假热证，即顺从疾病假热之象，用温热性质的药物和方法治疗护理疾病。病人因为阴寒内盛，格阳于外，所以阴寒为本质，阳热为假象，表现为里寒外热、手足厥冷、下利清谷，又反见身热、面赤等假热。护理时应用温热的方法护其真寒，如嘱病人注意保暖；予其温热饮食，汤药宜温热服；室温宜偏高等。

寒因寒用是指用寒性药治疗护理真热假寒证；塞因塞用是指用补益的药物和方法治疗护理因虚所致的闭塞不通的病证；通因通用是指用具有通利作用的药物和方法治疗护理有通泄下痢症状的实证。

（三）病护异同

疾病的变化错综复杂，既可见到同一种疾病出现多种不同的证候，又可见到不同疾病在发展过程中出现相同的证候，因此，在临床护理时应遵循"病护异同"的原则。

1. 同病异护

同病异护是指同一种疾病，由于病邪性质不同、机体反应各异，或处于不同的病程阶段，所表现的证候不同，因而护理方法亦不同。如感冒有风寒、风热之别，因此护理方法也不相同。风寒者，根据"寒者热之"的护理原则，患者宜避风寒，室温宜偏高；饮热粥或热汤以助汗出；给予豆豉汤、生姜红糖水等辛温解表之品。风热者，根据"热者寒之"的护理原则，室温宜低而湿度宜偏高，使患者感到凉爽舒适，减轻心烦、口干等不适感；饮食宜给予绿豆汤、西瓜、藕汁、苦瓜等清热生津、辛凉解表之品。

2. 异病同护

异病同护是指不同疾病在发展过程中出现相同的证候，可采取相同的护理措施。如脱肛、胃下垂、子宫下垂，本是截然不同的疾病，因辨证同属气虚下陷，故都可以采用益气升提之法进行护理，如注意休息；多做缩肛运动；食用黄芪、党参、茯苓粥等以益气健脾；针刺百会、关元等穴以提升元气。

四、三因制宜

季节气候、地理环境、个人的体质差异等因素，对疾病的发生、发展、变化与转归均有一定的影响，因此，护理疾病时，就必须对这些具体因素做出分析，区别对待，制定出适宜的护理方法，即因时、因地、因人制宜。

108

（一）因时制宜

因时制宜是指根据不同季节的气候特点，制定适宜的护理原则和方法。四时气候的变化，对于人体的生理功能、病理变化均产生一定影响。如春夏季节，气候温热，阳气升发，人体腠理开泄，即使外感风寒，也要注意慎用麻黄、桂枝等辛温发散之品，以免开泄太过，耗伤气阴；秋冬季节天气由热转凉，气候干燥，阳气内敛，人体腠理致密，此时应慎用寒凉药物，以防苦寒伤阳。故《素问·六元正纪大论》说："用寒远寒，用凉远凉，用温远温，用热远热，食宜同法。"

（二）因地制宜

因地制宜是指根据不同地理环境特点，制定适宜的护理原则和方法。不同的地理环境，其气候条件及生活习惯各异，人们的生理活动和病理变化也有所差异，护理上亦有所别。如我国西北地区地势高，气候寒冷而干燥，多以燥邪、寒邪为患，在护理上应注意保暖，指导患者多食温热、生津滋阴之品；东南地区地势低，气候温暖潮湿，多以温热、湿热为患，在护理上宜采用清凉化湿之法，指导患者多食解暑利湿之品。此外，某些地区还有地方病，护理时也应加以注意。

（三）因人制宜

因人制宜是指根据患者年龄、性别、体质等不同特点，制定适宜的护理原则和方法。

1. 年龄

年龄不同，其生理状况和病变特点亦不同。老年人脏腑功能减退，气血衰少，患病多虚证或虚实夹杂，治疗时宜补益扶正，或扶正祛邪，且用药宜平和，药量不宜过大。小儿生机旺盛，但气血未充，脏腑娇嫩，患病后易寒易热，易虚易实，病情变化较快，故治疗小儿病证，忌投峻剂，慎用补益，用药量宜轻。

2. 性别

男女性别不同，各有其生理特点，如妇女有经、带、胎、产等情况，治疗与护理时应加以考虑。妇女在妊娠期患病，当慎用或禁用峻下、破血、滑利、走窜和有毒药物；产后多虚多瘀，治疗与护理时应考虑气血亏虚及恶露等情况。

3. 体质

人的体质有强弱不同和阴阳之偏，治疗与护理时均应区别对待。一般来说，体质虚弱，形体瘦小者，用药宜轻；体质强壮，形体高大者，用药宜重；阳盛或阴虚之体，慎用温热之剂；阳虚或阴盛之体，慎用寒凉之剂。此外，患者的职业、工作条件、生活习惯等亦可能与疾病的发生有关，在诊治与护理时尤应注意。

第二节　中医养生总则

养生，即保养生命，古又称摄生、保生。养生是在中医基本理论指导下，以强健身体、预防疾病、增进健康、延年益寿为目的，以自我调摄为主要手段的综合性保健措施。

一、养生的基本原则

中医养生的基本原则是指在养生活动中必须遵循和掌握的一些基本法则，用以指导养生实践。

（一）顺应自然

在"天人合一"的整体观思想指导下，《素问·宝命全形论》提出："人以天地之气生，四时之法成。"人类生存于自然界中，人的生命活动与自然界息息相关。自然界四时气候的变化，日月星辰的转换，昼夜晨昏的交替以及地域环境等变化，都必然直接或间接地影响人体，使内脏的生理功能发生相应的变化来顺应天地自然规律的变化。人若能顺应自然变化，各种生理活动规律有序，体内外阴阳平衡协调，人体则健康无病。因此，顺应自然是中医养生学的重要原则之一。

养生顺应自然，旨在要求人们在掌握自然规律的基础上，主动采取各种综合措施来顺应其变化，使人体生理活动与自然变化节律同步，保持机体内外环境的协调统一，以避邪防病，保健延衰。对此，《素问·四气调神大论》提出了根据四季变化以调养形神的原则与方法，并强调指出："夫四时阴阳者，万物之根本也。所以圣人春夏养阳，秋冬养阴，以从其根。"

（二）形神共养

形，即人的形体；神，即人的精神、意识和思维活动。形神共养是指在养生活动中，不仅要注意保养形体，还要注意精神的调摄，使形体强健、精神充沛，身体和精神都得到协调发展。中医学认为，人的形体与精神活动密不可分。神乃形之主，精神活动是人体生命活动的主宰。只有在心神的指挥调节下，脏腑的功能活动才能配合有序，即所谓"得神者昌，失神者亡"。形体是神的物质基础，形具而神生，形衰则神疲，形谢则神灭。由于形神统一是生命的基本特征，故中医养生强调形神共养。

形神共养的内容较为丰富，但归纳起来不外"养神"与"养形"两大部分。中医学主张"以动养形，以静养神"。动静结合，刚柔并济，形神共养。"以动养形"是指通过各种运动方式来疏通经络、畅达气血、坚实脏腑、强壮形体；"以静养神"是指以清静安宁的方式调养精神，以达到怡情畅志、心平气和的最佳精神状态。但动养而不致大疲，静养而不致过逸，保持动静协调平衡，才能维护身心健康，达到养生保健之目的。

（三）保精护肾

保精护肾是指通过各种手段和方法来调养肾精，从而使人体精足神旺、五脏安和。肾为先天之本，主藏精，内涵元阴元阳以维持全身阴阳平衡。肾精是构成人体和促进人体生长发育的基本物质。明代医学家张景岳明确指出："善养生者，必宝其精，精盈则气盛，气盛则神全，神全则身健，身健则病少，神气坚强，老而益壮，皆本乎精也。"由于肾精在人的生命活动中起着十分重要的作用，故保精护肾是养生健体、防衰抗老的重要途径。

保养肾精最重要的一点是对于性欲要有节制，做到既不禁欲，也不纵欲。若纵情泄欲，可使精液枯竭，真气耗散而致未老先衰。唐代孙思邈指出："精疲则身惫。故欲不节则精耗，精耗则气衰，气衰则病至，病至则身危。"节欲可防止阴精过分外泄，使肾精保持充盛，有利于身心健康。

（四）因人施养

因人施养，是指根据年龄、性别、体质、职业、生活习惯等不同特点，有针对性地选择相应的摄生保健方法。人类本身存在着较大的个体差异，这种差异不仅表现于不同的种族，而且存在于个体之间。不同的个体由于年龄、性别、体质等因素的影响，可有生理和心理上的差异。因此，养生只有因人施养，方能有益于健康，达到养生之目的。

一般来讲，儿童养生应注意合理喂养、寒温适度和免疫防病等，并培养其良好的生活习惯；中人年养生应注意静神少虑、切勿过劳，并节制房室；老年人养生应注意知足谦和、老而不怠，加强饮食调养，生活起居有节，运动需动静结合。人的体质又有偏于气虚、血虚、阴虚、阳虚、血瘀、痰湿、气郁之异，养生方法亦各有特点。

二、养生方法

中医养生的方法很多，常用的有精神养生法、起居养生法、饮食养生法和运动养生法。

（一）精神养生

精神养生是指在"天人相应"整体观念的指导下，通过调节人的精神、意识和思维活动，从而保持身心健康，祛病延年。随着社会的进步，人们面对日益激烈的竞争和挑战，心理问题显得尤为重要，精神养生也就有了更深刻的意义。

1. 清静养神

清静，是指精神情志保持淡泊宁静的状态。因神气清净而无杂念，可达真气内存，心神平安之目的。调神摄生，首在静养。养生家认为静养重在养心。因此，养心养神是养生之根本，心神清明，则血气和平，有益健康。清静养神的方法包括少私寡欲和养心敛思。

（1）少私寡欲：少私，是指减少私心杂念；寡欲，是降低对名利和物质的嗜欲。如果私心太重、嗜欲不止，欲望太高太多，达不到目的，就会产生忧郁、幻想、失望、悲伤、苦闷等不良情绪，从而扰乱清静之神，导致气机紊乱而发病。

要做到少私寡欲，必须做到以下两点：一是明确私欲的危害性，以理收心；二是要正确对待个人利害得失。

（2）养心敛思：养心，即保养心神；敛思，即专心致志，志向专一，排除杂念，驱逐烦恼。《医钞类编》说："养心则神凝，神凝则气聚，气聚则神全，若日逐攘扰烦，神不守舍，则易衰老。"所谓凝神，即指心神集中专注一点。要想保养心神，必须具备心地光明磊落、志有所专的品德。

2. 养德调神

养德调神是指加强个人道德修养，待人宽厚大度，有高尚的生活情趣，保持良好的精神状态的一种养生方法。古人把道德修养作为养生的一项重要内容。孔子提出"德润身""仁者寿"的理论。唐代孙思邈在《备急千金要方》中说："德行不克，纵服玉液金丹，未能延寿……道德全，不祈善而有福，不求寿而自延。"养德可养气、养神，使人精力充沛、形体健壮、形神共荣、健康长寿。

3. 调摄情志

情志是人体对客观事物的生理反应，正常情况下并不使人致病。但如果七情过激就会气机逆乱，气血失和，有损于健康。因此，中医养生学十分重视情志的调摄。调摄情志首先要提高自身品德修养，提高自我控制能力，以恬淡怡然的心态对待生活中的得与失。其次要及时疏泄或转移郁滞在心中的不良情绪，以摆脱不良情绪的束缚。此外，还可以根据五行相克理论，采用怒胜思、思胜恐、恐胜喜、喜胜悲、悲胜怒等以情胜情的疗法来调摄情志。

（二）起居养生

起居养生是在日常生活中，科学、有序地安排作息时间，养成良好的生活习惯，从而祛病强身、延年益寿。起居养生包括衣食住行、站立坐卧、苦乐劳逸等诸多内容，本章只介绍起居、劳逸、衣着三个方面。

1. 起居有常

起居有常主要是指作息时间、活动规律方面要合乎自然变化以及人体生理变化的规律。例如，一日之中，白天阳气较充盛，夜晚则阴气当令，故人们应在白天从事日常活动，而到夜晚就要安卧休息，也就是古人所说的"日出而作，日入而息"。又如，一年之中四时的阴阳消长对人体的影响尤为明显，对此孙思邈说："善摄生者卧起有四时之早晚，兴居有至和之常制。"即根据季节变化和个人的具体情况制定出符合生理需要的作息制度，并养成按时作息的习惯，使人体的生理功能保持在稳定平衡的良好状态中。

2. 劳逸适度

劳逸适度是指体力劳动、脑力活动和性生活等均应坚持适度的原则，不宜太过或不及。劳逸养生要把握好劳逸的度。适度劳作有利于调畅气机、流通血脉、滑利关节，从而增强机体的抗病能力。但若劳累过度则会损伤机体正气而发生疾病，即所谓"久视伤血，久卧伤气，久坐伤肉，久立伤骨，久行伤筋"。适度安逸可养精蓄锐、消除疲劳、恢复体力，但若安逸过度则会导致气血郁滞、脏腑功能减退。

性生活是正常的和必要的，但必须适中和有度。恰当适度的性生活可以调和人体的气血阴阳，使五脏平和，心怡而神旺，但过度纵欲则会耗伤肾精，损伤元气，甚至导致早衰。因此，"惜精"和"节欲"是中医养生之道的一个重要原则。

3. 衣着适宜

衣着适宜是指根据季节、地域、气候的特点来选择和增减衣物，以使机体适应外界环境，从而维持人体内外阴阳平衡。舒适得体是选择服装的基本原则。衣着不宜过于宽大，衣不着身，易中风寒；衣着也不宜过于窄小，紧衣束身易影响血液循环。春秋冷暖适中，宜选用透气性、吸湿性适中的棉纺织品；夏季气候炎热，宜选用麻、纱等透气性好、利于散热排汗的面料；冬季气候寒冷，宜选用透气性小、保温性强的棉、毛及羽绒类服饰。另外在季节更替时，要注意循序渐进地增减衣物，不可骤然穿脱，以提高机体适应能力，减少疾病的发生。

（三）饮食养生

饮食是维持人体生命活动必不可少的物质基础，是人体五脏六腑、四肢百骸得以濡养的源泉。饮食养生是指在中医理论指导下，通过调节饮食，合理摄取食物，以增进健康、强壮身体、预防疾病，达到延年益寿之目的。饮食养生包括以下几方面。

1. 饮食有节

饮食有节是指饮食要有节制，养成定时定量的良好进食习惯。其含义有二：一是指节制饮食量，不可暴饮暴食或过饥过饱。暴饮暴食或过饱则脾胃之气受损；过饥则气血生化来源不足，久之气血亏损而生他病。二是指饮食要有规律，养成三餐定时、定量的好习惯，并遵循"早吃好，午吃饱，晚吃少"的原则，以利于保护脾胃。

2. 调和五味

调和五味是指饮食要多样化，合理搭配，不可偏食。《素问·脏气法时论》说："五谷为养，五果为助，五畜为益，五菜为充，气味合而服之，以补精益气。"谷肉果菜合理搭配，既能保证充足均衡的营养，又有利于人体消化吸收。另外，食物的酸、苦、甘、辛、咸滋味不同，对人体的营养作用也不一样，只有五味调和，才能对五脏起到全面的补益作用，使五脏之间的功能保持相对的平衡协调。若五味不和，或对饮食有所偏嗜，则有损于人体健康，如《素问·五脏生成论》说："多食咸，则脉凝泣而色变；多食苦，则皮槁而毛拔；多食辛，则筋急而爪枯；多食酸，则肉胝胎唇揭；多食甘，则骨痛而发落。"

3. 饮食卫生

注意饮食卫生是养生防病的重要内容。归纳而言，一是饮食宜新鲜。食物新鲜，细菌或毒素污染就少，防止病从口入；新鲜食物的营养成分易于被人体消化、吸收，对人体有益无害。《论语》说："鱼馁而肉败不食，色恶不食。"告诫人们腐败不洁的食物、变质的食物不宜食用，食之有害。二是以熟食为主。大部分食物经烹调加热后食用，更利于机体的消化、吸收，且加工的过程本身就能清洁、消毒，去除一些致病因素。

（四）运动养生

俗话说：生命在于运动。运动是健康之本，是祛病延年的良方。古人认为"动则不衰"，通过运动，使人体各部位的关节、筋骨、肌肉得到充分的锻炼，使全身经脉通畅、气血调和、五脏安和，从而促进身体健康，益寿延年。运动养生的方式很多，传统的方式有太极拳、五禽戏、易筋经等，现代的方式有散步、慢跑、爬山、跳舞、器械锻炼等。运动养生要因人而异，应根据个人的喜好及体质特点选择适合自己的运动方式和运动量，不可勉强而为之，也不可操之过急。运动养生贵在坚持，只有经常而不间断地坚持锻炼，才能达到增强体质、延年益寿的目的。

自测题

一、选择题

1. 以下哪项不属于"治未病"的内容（　　）。
   A. 调摄精神　　　B. 加强锻炼　　　　C. 审因论治　　　D. 人工免疫
2. 见肝之病，先实其脾气，这种治疗属于（　　）。
   A. 治病求本　　　B. 既病防变　　　　C. 早期治疗　　　D. 扶正祛邪
3. "用寒远寒，用热远热"属于（　　）。
   A. 因时制宜　　　B. 因地制宜　　　　C. 因人制宜　　　D. 因病制宜
4. 以下具体治法中，不属于祛邪的是（　　）。
   A. 发汗　　　　　B. 攻下　　　　　　C. 消食　　　　　D. 滋阴
5. 下列何病证应采取急则护标原则（　　）。
   A. 崩漏下血　　　B. 肾虚水肿　　　　C. 肺虚咳嗽　　　D. 失眠健忘
6. 下列说法正确的是（　　）。
   A. 久卧伤骨　　　B. 久卧伤气　　　　C. 久立伤筋　　　D. 久坐伤气
7. 以下哪项不属于饮食养生的原则（　　）。
   A. 饮食有节　　　B. 调和五味　　　　C. 精神调摄　　　D. 饮食卫生
8. 以下属于现代运动养生方式的是（　　）。
   A. 太极拳　　　　B. 五禽戏　　　　　C. 易筋经　　　　D. 慢跑

二、简答题

1. 运用扶正与祛邪原则时，应注意哪些事项？
2. 中医养生的基本原则有哪些？

笔记

第四章

中医用药护理

 学习目标

★ 掌握中药的性能、用法及煎煮法；了解常用中药。

★ 熟悉方剂的组成与变化规律；了解常用方剂。

★ 掌握药物内服法的护理；熟悉药物外治法的护理。

第一节 中药方剂基本知识

中药是在中医学基本理论指导下认识和应用的我国传统药物的统称。中药主要包括植物药、动物药和矿物药三大类，其中植物药占大多数，故也将中药称为"本草"。目前，我国的中药品种已达 12 807 种，其中植物类 11 146 种，动物类 1 581 种，矿物类 80 种。

方剂是根据中医基本理论，按照组方原则，选择合适的药物，酌定恰当的用量配伍组合而成的特定药物剂型。

一、中药基本知识

（一）中药的性能

中药的性能，是对中药作用的基本性质和特征的高度概括，是中药理论的核心，包括四气、五味、升降浮沉、归经及有毒、无毒等。

1. 四气五味

（1）四气：即寒热温凉四种药性，又称"四性"。四气反映药物在影响人体阴阳盛衰、寒热变化方面的作用趋向。

药物的四气归纳起来分为温热与寒凉两类，温热属阳，寒凉属阴。温次于热，凉次于寒。凡能够减轻或消除热证的药物，属于寒性或凉性，具有清热泻火、凉血解毒、泄热通便等作用；反之，能够消除寒证的药物，属于温性或热性，具有温里散寒、补火助阳、回阳救逆等作用。另外，还有一类寒热性质不明显的药物，因其药性平和、作用较缓，故称为平性药。

（2）五味：即辛、甘、酸、苦、咸五种药味。有些药物具有淡味和涩味，但淡附于甘，涩附于酸，故仍称五味。药味的确定，一方面是口尝身受的结果，另一方面是根据临床治疗中反映出来的效果总结而来。五味的作用如下。

辛：能散、能行，有发散、行气、行血等作用。常用于治疗表证、气滞及血瘀等证。如发散表邪的麻黄，化湿止呕的藿香，开窍醒神的麝香等均具有辛味。辛味药多辛散燥烈，易耗气伤阴，故气虚、阴虚、表虚多汗者不宜用。

甘：能补、能缓、能和，有补益和中、缓急止痛、调和药性的作用。常用于治疗虚证、脏腑不和及拘挛疼痛等病证。如补气的人参，补血的熟地黄，缓急止痛、调和药性的甘草等均具有甘味。淡味附于甘，有利水渗湿之功效，多用于治疗水肿、小便不利等证，如茯苓、猪苓等。甘味多滋腻，易助湿碍脾，脾虚湿滞者慎用。

酸：能收、能涩，有收敛、固涩的作用。常用于治疗体虚多汗、肺虚久咳、久泻滑脱、遗精遗尿、崩漏带下等病证。如涩肠止泻的五倍子，涩精止遗的山茱萸等均具有酸味。涩味附属于酸，亦有收敛固涩之功效。

苦：能泄、能燥，有清热、燥湿、泻下的作用。常用于治疗实热火证、湿证、便秘等。如清热泻火的栀子，清热燥湿的黄连，清热泻下的大黄等均具有苦味。

咸：能下、能软，有泻下通便、软坚散结等作用。常用于治疗大便秘结、瘰疬瘿瘤、癥瘕痞块等病证。如软坚散结的昆布、泻下通便的芒硝等均具有咸味。

药物同时具有气与味，四气和五味有着密切的关系，因此两者必须结合起来才能说明药物的作用。气味相同，作用相近，如麻黄、紫苏均味辛性温，皆可发散发寒。气同味异，或味同气异，则功能不同，如浮萍味辛性寒，可发汗清热；黄连味苦性寒，可清热泻火；山药味甘性平，可平补脾肺肾。只有掌握每一种药物的全部性能，以及气味相同药物之间同中有异的特点，才能正确使用药物。

2. 升降浮沉

升降浮沉是对药物在体内的作用趋向的概括。升，即上升；降，即下降；浮，即向外发散；沉，即向内收敛。升浮药作用趋于向上、向外，具有升阳发表、祛风散寒、开窍醒神、催吐等功效，治疗病位在表、在上及病势下陷等病证。沉降药作用趋于向下、向里，具有清热泻下、利水渗湿、重镇安神、潜阳息风、消积导滞、降逆止呕、止咳平喘等功效，治疗病位在里、在下及病势上逆等病证。如气虚下陷，久泻脱肛，则应选用黄芪、升麻、柴胡等升浮药来升阳举陷；而热结肠燥，大便秘结，则应选用大黄、芒硝等沉降药来泄热通便。

药物的升降浮沉，主要与其性味、质地等密切相关。具有辛甘之味和温热之性者，药性多升浮；具有酸苦咸涩之味和寒凉之性者，药性多沉降。采用花、叶、枝、皮等部位入药者，因其质轻，药性多升浮；采用种子、果实、矿物、贝壳等入药者，因其质重，药性多沉降。此外，药物的升降浮沉还与炮制方法和配伍有关，如酒制则升，姜炒则散，醋炒收敛，盐炒下行。如大黄属于沉降药，可峻下热结、泄热通便，经酒炒后，大黄则可清上焦火热，治目赤头痛。配少量升浮药在大队沉降药中，药性也能随之下降；配少量沉降药在大队升浮药中，药性也能随之上升。

3. 归经

归经是指药物对于机体脏腑、经络的选择性治疗作用。

中药归经理论是以脏腑经络学说为基础，以所治病证为依据，经过长期临床实践总结出来的用药理论。掌握归经，有助于提高用药的准确性。如依据经络学说，不同部位的疼痛其用药亦不同，太阳经头痛用羌活，阳明经头痛用葛根、白芷，少阳经头痛用柴胡，厥阴经头痛用吴茱萸，少阴经头痛用细辛。

在应用药物时，除要掌握药物的归经外，还必须与四气五味、升降浮沉结合起来。因脏腑经络发生病变时有寒、热、虚、实的不同，故临床应用时只有把中药的多种性能结合起来，才能取得满意的疗效。

4. 毒性

毒性是指药物对机体所产生的严重不良影响及损害性。古今关于药物毒性的认识不尽相同。历代医药文献中，泛指药物的偏性就是毒性；现代则是指药物对机体的损害性及毒副作用，是反映药物安全程度的一种性能。

由药物毒性引起的机体损害习惯上称为中毒。相对而言，能够引起机体毒性反应的药物则称为毒药。根据中药中毒表现的程度，将有毒中药分为大毒、有毒及小毒。大毒指药物中毒症状严重，常引起主要脏器严重损害，甚至造成死亡，如生草乌、生川乌、斑蝥、马钱子、巴豆等。有毒指药物用量过大或用药时间过久，会出现严重中毒症状，并引起重要脏器损害，甚至造成死亡，如附子、商陆、牵牛子等。小毒指药物中毒症状轻微，一般不损害组织器官，不造成死亡，如吴茱萸、细辛、鸦胆子、苦杏仁等。

药物的毒性不是一成不变的，有毒的药物可以通过加工炮制将毒性减轻或消除，即使不能完全消除，也可通过配伍、剂型的合理使用，以及用量的控制，将毒性降低。由此可见，药物的正确使用，是临床用药完全有效的最佳保证。

（二）中药的用法

中药的用法包括配伍、用药禁忌、用药剂量等内容。

1. 配伍

配伍是根据病情需要和药物的性能，选择两种以上的药物配合使用。其目的是为了加强疗效，减低毒性和不良反应。中药的配伍包括相须、相使、相畏、相杀、相恶、相反六个方面。

（1）相须：指性能功效类似的药物配合使用，可增强其原有药物的疗效。如石膏、知母配合使用，可增强清热泻火的功效。

（2）相使：指两药同用，以一药为主，另一药为辅，辅药能提高主药的疗效。如黄芪配茯苓治脾虚水肿，辅药茯苓能提高主药黄芪补气利水的作用。

（3）相畏：指一种药物的毒性或副作用能被另一种药物减轻或消除。如半夏的毒性能被生姜减轻或消除，即半夏畏生姜。

（4）相杀：指一种药物能减轻或消除另一种药物的毒性或副作用。如生姜能减轻或消除半夏的毒性或副作用，即生姜杀半夏。

（5）相恶：指一种药物可使另一种药物的功效减低或消除。如莱菔子能降低人参的补气作用，故说人参恶莱菔子。

（6）相反：指两药合用能产生剧烈的毒副作用。如甘草反甘遂，贝母反乌头等。

2. 禁忌

（1）配伍禁忌：相恶和相反的配伍形式属禁忌范围。金元时期将中药的配伍禁忌概括为"十八反"和"十九畏"。

知识链接

"十八反"与"十九畏"

"十八反"：本草明言十八反，半蒌贝蔹及攻乌，藻戟遂芫俱战草，诸参辛芍叛藜芦。

"十八反"的含义是：乌头反贝母、瓜蒌、半夏、白及、白蔹；甘草反甘遂、大戟、海藻、芫花；藜芦反人参、丹参、玄参、沙参、细辛、芍药。

"十九畏"：硫黄畏朴硝，狼毒畏密陀僧，巴豆畏牵牛，丁香畏郁金，川乌、草乌畏犀角，牙硝畏三棱，官桂畏赤石脂，人参畏五灵脂。

"十九畏"与"相畏"不能混淆。"相畏"是常应用的配伍，如用生姜炮制生半夏和生南星，可使生半夏和生南星的毒性减低或消除。"十九畏"是属于药物"相恶"的配伍禁忌，原则上应避免应用。

（2）妊娠禁忌：凡可引起流产的药物都属于禁忌药物。一般毒性强、药性猛，堕胎作用较强的药物属于绝对禁用药物，如巴豆、牵牛子、麝香等；具有活血化瘀、行气破滞、攻下导积、辛热滑利等作用的药物为慎用药物，如桃仁、大黄、王不留行等。

（3）饮食禁忌：是指服药期间对某些食物的禁忌，俗称"忌口"。在服药期间，一般应忌食生冷、油腻、膻腥和刺激性食物。另外，根据不同的病情和药物会有不同的禁忌，如热性病忌食辛辣、油腻、煎炸类食物；寒性病忌食生冷食物；服人参时不宜喝茶和吃萝卜等。

3. 剂量

中药剂量是指临床应用时的分量，主要指干燥生药在汤剂中成人一日内的服用量，其次是指方剂中药物与药物之间的比较分量，即相对剂量。

（1）计量单位：目前，中药大多以公制重量单位 kg、g、mg 为计量单位。现按规定以如下的近似值进行市制和公制换算：1 两=30 g，1 钱=3 g，1 分=0.3 g，1 厘=0.03 g。有些中药是用数量或容量计算的，如生姜 5 片、蜈蚣 2 条、大枣 5 枚等。

（2）剂量确定：一般情况下，药物单用时剂量可大些，在复方中剂量可略小些；主要药物剂量相对较大，辅助药物剂量相对较小。同时还应考虑以下几方面的因素。

① 患者情况：小儿、老人、体质虚弱者及妇女产后用量宜小；成年人及体质壮实者用量宜重。病情轻、病势缓、病程长者用量宜小；病情重、病势急、病程短者用量宜大。

② 药村质地：质地较轻的花、叶类，用量宜轻；质地较重的金石、贝壳类，用量宜重。鲜品药材，用量可较大。

③ 药物性味：药性温和、气味较淡的药用量可稍重；药性强烈、气味较浓的药用量宜轻。剧毒药、作用峻烈的药物以及贵重药材用量宜小。

二、方剂基本知识

（一）方剂的组成原则

方剂固然由药物组成，但并不是把药物进行简单的堆砌，而是在辨证立法的基础上，根据病情需要，按照"君、臣、佐、使"之组方原则，选择合适的药物，规定必需的剂量，组合成方。君、臣、佐、使是制方时药物配伍的主从关系，既分工明确，又相互配合，以最大限度发挥方剂的治疗功效。

1. 君药

又称主药，是针对主病或主证起主要治疗作用的药物。

2. 臣药

又称辅药，有两种意义：① 辅助君药以加强疗效的药物；② 针对兼病或兼证起主要治疗作用的药物。

3. 佐药

有三种意义：① 佐助药，协助君、臣药以加强治疗作用，或直接治疗次要症状的药物；② 佐制药，用以消除或减轻君、臣药的毒性，或制约其峻烈药性的药物；③ 反佐药，即与君药性味相反而在治疗中起相成作用的药物，如温热剂中加入少量寒凉药，以消除寒热相拒、药不能进的现象。

4. 使药

有两种意义：① 引经药：即引导诸药直达病所的药物，如治上部疾患以桔梗为引，治下部疾患以牛膝为引；② 调和药，即调和诸药药性的药物。

以麻黄汤为例，说明君、臣、佐、使这一组方原则。麻黄汤由麻黄、桂枝、杏仁、甘草四味药组成，主治外感风寒表实证，症见恶寒发热、头身疼痛、无汗而喘、舌苔薄白、脉浮紧等。麻黄汤中麻黄为君药，其性辛温，发汗解表以散风寒，宣发肺气以平咳喘；桂枝为臣药，辛甘温，协助麻黄发汗解表；杏仁为佐药，降肺气以助麻黄平喘，散风寒以助麻、桂解表；甘草为使药，调和诸药。四药相配，共奏散寒解表、宣肺平喘之功。

（二）方剂的组成变化

方剂的组成既有严格的原则性，又有极大的灵活性。在临床应用时随着病证的变化，患者体质的强弱，年龄的大小，地域、时令的不同，灵活地进行加减化裁，才能提高疗效。

1. 增减药味

方剂是由药物配伍组成的，药物是决定方剂功效的主要因素。当方剂中出现药物的加减变化时，必然导致方剂功效的改变。如麻黄汤主治外感风寒表实证，重在发汗解表。麻黄汤去桂枝则为三拗汤，其发汗力弱，专主宣肺散寒，止咳平喘。

2. 增减药量

是指组成方剂的药物相同，而方中药物的用量比例不同，致使方剂中药物的主次关系与功效、主治随之改变。如小承气汤与厚朴三物汤药物组成相同，但前方大黄量倍于厚朴，功效偏于泻火通便，主治热结便秘证；后方厚朴量倍于大黄，功效偏于行气通便，主治气滞便秘证。

3. 更换剂型

剂型是指方药的制剂形式。同一方剂，由于配制的剂型不同，其功效也有所差别。如六味地黄丸主治肝肾阴虚证，力轻而效缓，若改为汤剂内服，则力猛而效快，可用于证情急重者。

（三）方剂的剂型

中药方剂剂型种类繁多，既有汤、丸、散、膏、丹等传统剂型，又有片剂、冲剂、针剂等采用现代制剂方法制作而成的新剂型。

1. 汤剂

将药物配组成方后，加水浸泡后再煎煮，去渣取汁，称为汤剂。汤剂是临床上应用最广泛的一种剂型，主要用于内服，也可外用熏洗、坐浴、含漱等，适用于各种急慢性病证。汤剂的特点是吸收快，能迅速发挥疗效，可因人、因时、因地不同而灵活加减。

2. 丸剂

丸剂是将药物研成细末，以蜜、水、米糊、面糊等作为赋形剂制成的圆粒状固体剂型。

常用的丸剂因加入的赋形剂不同而有蜜丸、水丸、糊丸、浓缩丸等多种。丸剂吸收缓慢，药力持久，体积小，服用方便，便于贮存及携带，一般用于慢性和虚弱性疾病，也可用于急救。

3. 散剂

将药物研碎，成为均匀混合的干燥粉末，称为散剂，有内服、外用两种。用水、茶汤等冲服，或用水煎服的散剂称为内服散剂；直接撒布或调敷患处，或用作点眼、吹喉的散剂称为外用散剂。散剂具有制作简单、便于服用和携带、节约药物和不易变质等优点。

4. 膏剂

膏剂有内服、外用两种。内服膏剂是将药物反复煎熬，弃渣取汁，微火浓缩后用冰糖或蜂蜜收膏而成。常作滋补剂，又分流浸膏、浸膏、煎膏等。外用膏剂，又称为膏药，是用油类将药物煎熬，去渣后加入黄丹、白蜡等收膏。现有软膏和硬膏两种，多用于风湿痹痛或跌打损伤等。

5. 丹剂

丹剂分内服、外用两种。内服丹剂无固定剂型，多为用一些名贵药物做成的丸剂或散剂。外用丹剂，是指用某些矿物类药经高温烧练制成的不同结晶形状的制品，常研粉涂撒创面，治疗痈疽疮疡。

6. 酒剂

酒剂又称药酒，是将药物浸泡于酒中，使其有效成分溶于酒中，得出澄清浸出液的剂型。供内服和外用。内服多用于体虚补养、风湿骨痛、跌打损伤；外用可消肿止痛，杀虫止痒。

7. 片剂

片剂是将药物经过粉碎加工和提炼后，与辅料混合压制而成的片状剂型。片剂是现代常用剂型，适用于多种病证。

8. 冲剂

冲剂是用药物的细粉或提取物等制成的颗粒状散剂，用时冲入开水迅速溶解成药液以供内服。

9. 针剂

针剂即注射剂，是将药物经加工提炼，精制而成的灭菌溶液或无菌粉末。可供皮下、肌肉、静脉、穴位注射使用。

第二节　常用中药与方剂

一、常用中药

（一）解表药

凡以发散表邪、治疗表证为主要功效的药物，称解表药。解表药分为辛温解表药和辛凉解表药两大类。

1. 辛温解表药

本类药性味辛温，具有发散风寒的功效，主治外感风寒表证，症见恶寒发热，口不渴，头身疼痛，鼻塞流涕，无汗或有汗，舌苔薄白，脉浮紧或浮缓等。常用药：麻黄、桂枝、紫苏、生姜、白芷、细辛、防风等。

2. 辛凉解表药

本类药性味辛凉，具有发散风热的功效，主治外感风热及温病初起，症见发热，微恶风寒，口渴，头痛，咽痛，苔薄黄，脉浮数等。常用药：薄荷、牛蒡子、蝉蜕、桑叶、菊花、柴胡等。

（二）清热药

以清泄里热为主要作用的药物，称清热药。清热药具有清热、泻火、凉血、解毒、燥湿等作用。

1. 清热泻火药

以清泄气分实热为主要功效的药物，称清热泻火药。本类药性味多苦寒或甘寒，清热力较强，主治温热病邪入气分之实热证，症见高热、口渴、汗出、烦躁、脉洪大等。常用药：石膏、知母、芦根、竹叶等。

2. 清热燥湿药

以清热燥湿为主要作用，能治疗湿热内蕴或湿邪化热之证的药物，称为清热燥湿药。

本类药性味苦寒，适用于湿热为患，如湿热黄疸、湿热泻痢、淋证、带下及痈肿疮疡等。常用药：黄芩、黄连、黄柏、苦参、白鲜皮等。

3. 清热解毒药

以清解火热毒邪为主要功效的药物，称清热解毒药。本类药性味偏寒凉，主治痈肿疮毒、丹毒、痄腮、咽喉肿痛及其他急性热病等。常用药：金银花、连翘、穿心莲、大青叶、蒲公英等。

4. 清热凉血药

凡能清解营分、血分实热的药物，称清热凉血药。本类药性味多苦寒或咸寒，主治温热病热入营血证，症见身热夜甚、心烦不寐、神昏谵语、斑疹隐隐、舌质红绛、脉数，以及吐血、衄血等。常用药：水牛角、生地黄、赤芍、牡丹皮等。

5. 清退虚热药

以清虚热、退骨蒸为主要功效的药物，称清退虚热药。本类药药性寒凉，主治阴虚所致的骨蒸潮热、烦渴、手足心热等虚热证。常用药：青蒿、白薇、地骨皮、银柴胡等。

（三）泻下药

凡能引起腹泻或润滑大肠，促进排便的药物，称泻下药。本类药有泻下通便之效，以排除胃肠积滞、燥屎及有害物质，也有清热泻火、逐水消肿的作用。本类药根据其特点及使用范围不同，分为攻下药、润下药和峻下逐水药。

1．攻下药

本类药性味大多苦寒，具有较强的泻下作用，主要适用于实热积滞、燥屎坚结、大便秘结等病证。常用药：大黄、芒硝、番泻叶等。

2．润下药

润下药多为植物的种仁，含有丰富的油脂，味甘质润，能润燥滑肠，适用于年老、体弱、久病、产后所引起的阴虚、血虚等便秘病证。常用药：火麻仁、郁李仁、柏子仁等。

3．峻下逐水药

本类药物大多苦寒，均有毒，泻下作用峻猛，能引起剧烈的腹泻，主要适用于水肿、胸腹积液及痰饮喘满等病证。常用药：甘遂、大戟、芫花、巴豆等。

（四）祛湿药

凡能祛除湿邪，主治湿性病证的药物，称祛湿药。本类药易耗伤阴液，故阴虚血燥者慎用。

1．祛风胜湿药

凡以祛除风湿、解除痹痛为主要功效的药物，称祛风胜湿药。本类药味多辛苦，性或温或凉，能祛除留着于肌肉、经络、筋骨的风湿之邪，部分药还兼有舒筋通络、散寒止痛、补肝肾、强筋骨等作用，主治风湿痹证之肢体疼痛，筋脉拘挛，关节不利、肿大诸症。常用药：独活、威灵仙、防己、秦艽、木瓜、桑寄生、五加皮等。

2．芳香化湿药

凡气味芳香，具有化湿运脾作用的药物，称芳香化湿药。本类药辛香温燥，辛能行气、香可通气、湿燥除湿，故能消除脾湿，健运脾胃，部分药还兼有芳香解暑、辟秽、开窍、截疟等作用。主治湿浊内阻，湿困脾阳，运化失职而引起的脘腹胀满，吐泻泛酸，食少体倦，舌苔白腻等症。常用药：苍术、藿香、厚朴、砂仁、豆蔻等。

3．利水渗湿药

凡以通利水道、渗泄水湿为主要功效的药物，称利水渗湿药。本类药味多甘淡，具有利水消肿、利尿通淋、利湿退黄等作用，主治小便不利、水肿、淋证、痰饮、黄疸、带下等水湿病证。常用药：茯苓、猪苓、泽泻、薏苡仁、滑石、茵陈、车前子等。

拓展阅读

华佗三试茵陈

传说华佗给一黄痨（黄疸）病人治病，苦无良药，无法治愈。过了一段时间，华佗发现病人忽然好了，急忙问他吃了什么药。他说吃了一种绿茵茵的野草。华佗一看是青蒿，便到地里采了一些，给其他黄痨病人试服，但试了几次，均无效果。华佗又问那个痊愈的病人吃的是几月的蒿子，病人说是三月的。华佗醒悟到，春三月百草发芽，也许三月蒿子有药力。

第二年春天，华佗又采集了许多三月的青蒿，给黄痨病人服用，果然吃一个好一个，但过了三月青蒿又没有功效了。为摸清青蒿的药性，第三年，华佗将根、茎、叶分类试验发现，只有幼嫩的茎叶可以入药治病，并为之取名"茵陈"。他还编歌供后人借鉴："三月茵陈四月蒿，传于后人切记劳。三月茵陈治黄痨，四月青蒿当柴烧。"

（五）温里药

凡以温补阳气、温散里寒为主要功效的药物，称温里药。本类药辛温热燥，有较强的祛寒之力，主治中焦虚寒，或阳气衰微、阴寒内盛引起的面色苍白、畏寒肢冷、脘腹冷痛、呕吐呃逆、泄泻下痢、小便清长、舌淡苔白等症，也用于亡阳证。温里药药性燥热，易伤阴液，当中病即止，忌用于热证、阴虚证患者及孕妇。常用药：附子、干姜、肉桂、吴茱萸、小茴香、高良姜、丁香等。

（六）化痰止咳平喘药

凡以化痰或祛除痰涎为主要功效的药物，称化痰药；以减轻或制止咳嗽和喘息为主要功效的药物，称止咳平喘药。由于化痰药多兼有止咳平喘作用，而止咳平喘药也多兼有化痰作用，故将化痰药与止咳平喘药合为一起介绍。然痰有寒、热、燥、湿之分，化痰药的药性也有温燥与凉润之别，故将本类药分为温化寒痰药、清化热痰药和止咳平喘药三类。

1. 温化寒痰药

凡以温化寒痰，治疗寒痰证与湿痰证为主要功效的药物，称温化寒痰药。本类药主要治疗寒痰、湿痰所致的咳嗽气喘、痰多色白、痰稀易咯等症，以及瘰疬、阴疽等病证。常用药：半夏、天南星、白附子、白芥子、皂角、旋覆花、白前等。

2. 清化热痰药

凡以清化热痰，治疗热痰证为主要功效的药物，称清化热痰药。本类药主要治疗热痰、燥痰所致的咳嗽气喘、痰黄稠或痰黏难咯等症，以及癫痫、惊厥、中风、瘿瘤、瘰疬等病证。常用药：前胡、桔梗、贝母、瓜蒌、竹茹、竹沥、天竺黄、海藻、昆布等。

3. 止咳平喘药

凡以止咳或平喘为主要功效的药物，称止咳平喘药。本类药主要治疗由于外感、内伤所致的各种咳嗽和喘息。常用药：杏仁、苏子、百部、紫菀、款冬花、马兜铃、枇杷叶、桑白皮、葶苈子、白果等。

（七）理气药

凡以疏理气机、行气解郁为主要功效的药物，称理气药，又称行气药。本类药性味辛香苦温，主要治疗脾胃气滞所致的脘腹胀痛、恶心呕吐、腹泻或便秘等；肝气郁滞所致的胁肋胀痛、疝气疼痛、乳房胀痛、月经不调等；肺气壅滞所致的胸闷胸痛、咳嗽气喘等。常用药：陈皮、青皮、枳实、木香、香附、乌药、砂仁等。

（八）止血药

凡以制止体内外出血为主要功效的药物，称止血药。本类药性味苦涩温凉，具有凉血止血、化瘀止血、温经止血、收敛止血的功效，主治咯血、咳血、吐血、衄血、便血、尿血、崩漏、紫癜及创伤出血。常用药：大蓟、小蓟、地榆、槐花、三七、茜草、白及、血余炭、艾叶、灶心土等。

（九）活血化瘀药

凡以通利血脉、促进血行、消散瘀血为主要功效的药物，称活血化瘀药。其中活血作用较强者，又称破血药。本类药性味多辛苦温，善于走散，主治血行不畅，瘀血阻滞所致的胸腹刺痛、闭经、痛经、癥瘕、产后腹痛、痈肿等。常用药：川芎、丹参、桃仁、红花、延胡索、益母草、牛膝、郁金、王不留行、乳香、没药、五灵脂、三棱、莪术等。

（十）补虚药

凡能补虚扶弱，滋补人体气血阴阳之不足，以治疗各种虚证为主要功效的药物，称补益药。本类药根据补益人体气血阴阳的不同而分为补气药、补阳药、补血药和补阴药。

1. 补气药

凡能补益脏气，以治疗各种气虚证为主要功效的药物，称补气药。补气药包括补脏腑之气、补元气等，尤以补肺、脾二脏为甚，主治脾气虚之食欲不振，脘腹虚胀，大便溏薄，体倦神疲，面色萎黄，甚或脏器下垂等；肺气虚之气少不足以息，动则益甚，咳嗽无力，甚或喘促，体倦神疲，易出虚汗等。常用药：人参、西洋参、党参、黄芪、白术、山药、甘草、大枣等。

2. 补阳药

凡能补益人体阳气，以治疗各种阳虚证为主要功效的药物，称补阳药。本类药味多甘辛咸，性多温热，主入肾经，咸以补肾，辛甘化阳，能补助一身之元阳，主治肾阳不足、脾肾阳虚等证。常用药：鹿茸、巴戟天、淫羊藿、补骨脂、菟丝子、杜仲、冬虫夏草等。

3. 补血药

凡能滋补血液，以治疗血虚证为主要功效的药物，称补血药。本类药性味甘温或甘平，主入心肝血分，可补肝养心、益脾，主治各种血虚证，症见面色萎黄，头昏眼花，心悸怔忡，唇爪色淡，或月经量少色淡，甚则闭经。常用药：当归、熟地黄、阿胶、何首乌、白芍、龙眼肉等。

4. 补阴药

凡能滋养阴液，以治疗阴虚证为主要功效的药物，称补阴药。本类药性味多甘寒，甘能补，寒能清热，故补阴同时兼有润燥清热的功效，主治阴液亏虚所致各种病证，症见潮热盗汗，五心烦热，咽干口燥，便秘尿黄等。常用药：沙参、麦冬、枸杞子、百合、桑椹、石斛、黑芝麻等。

（十一）平肝息风药

凡以平肝潜阳、息风止痉为主要功效，治疗肝阳上亢或肝风内动病证的药物，称平肝息风药。本类药性味咸甘苦寒，多为介类、昆虫等动物药及矿物药。介类和矿物药质重沉降而以平肝潜阳为主，虫类药多以息风止痉为主。主治肝阳上亢所致头目昏眩，烦躁易怒，惊悸失眠及肝风内动所致痉挛抽搐等证。常用药：天麻、钩藤、地龙、白僵蚕、蜈蚣、全蝎、石决明、龙骨、牡蛎、代赭石等。

（十二）安神药

凡以安神定志为主要功效的药物，称安神药。此类药多以矿石、化石或植物种子入药，其中矿石、化石类药物质重性降，功以重镇安神为主；种子类药物质润滋养，功以养心安神为主。安神药主治心神不宁的心悸怔忡、失眠多梦，亦可辅助治疗惊风、癫狂等病证。常用药：朱砂、酸枣仁、柏子仁、远志、合欢皮、夜交藤等。

（十三）消导药

凡以消积导滞、促进消化为主要功效的药物，称消导药，又称消食药。本类药性味甘平，具有消食化积、开胃和中的功效，主治食积不化，宿食停滞所致食欲不振，脘腹胀满，嗳腐吞酸，恶心呕吐，大便失常等。常用药：山楂、神曲、麦芽、莱菔子、鸡内金等。

（十四）开窍药

凡具辛香走窜之性，以开窍醒神为主要功效的药物，称开窍药。本类药味辛芳香，药性或寒或温，具有通关开窍、启闭醒神的功效，主治热陷心包、痰浊蒙闭清窍之神昏谵语，以及惊风、癫痫、中风等所致猝然昏厥、痉挛抽搐等症。常用药：麝香、苏合香、冰片、石菖蒲等。

（十五）收涩药

凡以收敛固涩为主要功效的药物，称收涩药。本类药味多酸涩，有固表敛汗、涩肠止泻、固精缩尿、止血止带、敛肺止咳等作用，主治久病体虚所致的自汗、盗汗、久咳虚喘、久泻、久痢、遗精、滑精、遗尿、尿频、崩漏、带下不止等滑脱不禁证。常用药：麻黄根、五味子、乌梅、山茱萸等。

（十六）驱虫药

凡以驱除或杀灭人体寄生虫为主要功效的药物，称驱虫药。本类药主治各种肠道寄生虫病，如蛔虫病、蛲虫病、绦虫病、钩虫病、姜片虫病等。常用药：使君子、苦楝皮、南瓜子、槟榔等。

二、常用方剂

（一）解表剂

凡以解表药为主组成，具有发汗、解肌、透疹等作用，用以治疗外感表证的方剂，称解表剂。

1. 辛温解表剂

本类方药以发散风寒为主，适用于外感风寒表证。代表方剂：麻黄汤、桂枝汤、荆防败毒散、小青龙汤等。

2. 辛凉解表剂

本类方药以发散风热为主，适用于外感风热表证。代表方剂：桑菊饮、银翘散、麻杏石甘汤等。

3. 扶正解表剂

本类方药主要治疗身体虚弱又复感外邪之表证。代表方剂：败毒散、参苏饮、再造散、葱白七味饮等。

拓展阅读

张仲景治感冒

张仲景是我国东汉末年著名医学家，被后人尊称为"医圣"。

有一次，两个病人同时来找张仲景看病，都说头痛、发烧、咳嗽、鼻塞。经过询问，原来二人都淋了一场大雨。张仲景给他们切了脉，确诊为感冒，并给他们各开了剂量相同的麻黄汤，发汗解热。

第二天，一个病人的家属早早就跑来找张仲景，说病人服了药以后，出了一身大汗，但头痛得比昨天更厉害了。张仲景听后很纳闷儿，以为自己诊断出了差错，赶紧跑到另一个病人家里去探望。病人说服了药后出了一身汗，病好了一大半。张仲景更觉得奇怪，为什么同样的病，服相同的药，疗效却不一样呢？他仔细回忆昨天诊治时的情景，猛然想起在给第一个病人切脉时，病人手腕上有汗，脉也较弱，而第二个病人手腕上却无汗，他在诊断时忽略了这些差异。

病人本来就有汗，再服下发汗的药，不就更加虚弱了吗？这样不但治不好病，反而会使病情加重。于是他立即改变治疗方法，给病人重新开方抓药，结果病人的病情很快便好转了。

（二）清热剂

凡以清热药为主组成，具有清热泻火、燥湿、解毒、凉血等作用，用于治疗里热证的方剂，称清热剂。

1. 清热泻火剂

本类方药以清气分邪热为主，适用于热在气分，症见高热，口渴，汗出，烦躁，甚或神昏谵语，脉象洪大等。代表方剂：白虎汤、竹叶石膏汤等。

2. 清热燥湿剂

本类方药以清热燥湿为主，兼能泻火解毒，适用于湿热所致泄泻、痢疾、黄疸、带下、湿疹及脏腑火热证。代表方剂：龙胆泻肝汤、清胃散、玉女煎等。

3. 清热解毒剂

本类方药清热泻火之中更长于解毒，适用于温疫、温毒或火毒等热毒炽盛之证，症见烦躁狂乱，吐衄发斑，疮疡肿毒等。代表方剂：清瘟败毒饮、黄连解毒汤、普济消毒饮等。

4. 清热凉血剂

本类方药以清解营分、血分热邪为主，适用于热入营分、血分证。代表方剂：清营汤、犀角地黄汤等。

5. 清虚热剂

本类方药以清虚热、退骨蒸为主，兼有凉血作用，适用于热病后期，余热未尽，阴液已伤的虚热证。代表方剂：青蒿鳖甲汤、清骨散、当归六黄汤等。

（三）温里剂

凡以温里祛寒药为主组成，具有温里祛寒、回阳救逆、温通经脉等作用，用于治疗里寒证的方剂，称温里剂。代表方剂：理中丸、小建中汤、四逆汤、当归四逆汤等。

（四）泻下剂

凡以泻下药为主组成，具有通导大便、排除肠胃积滞、荡涤实热、攻逐水饮寒积等作用，用于治疗里实证的方剂，称泻下剂。

1. 攻下剂

本类方药以泻下通便为主，并能清热泻火，适用于大便秘结、燥屎坚结及实热积滞之证；配温里药，亦可治冷积便秘。代表方剂：大承气汤、凉膈散、大陷胸汤等。

2. 润下剂

本类方药以润肠通便为主，适用于邪热伤津，或津亏热盛所致肠燥便秘证。代表方剂：麻子仁丸、润肠丸等。

3. 峻下逐水剂

本类方药泻下作用峻猛，部分药兼有利尿作用，适用于水饮内停所致的胸腹积水及水肿实证等。代表方剂：十枣汤、舟车丸等。

（五）和解剂

凡采用调和的方法，以解除少阳半表半里之邪、肝脾功能失调、上下寒热互结等证的方剂，称和解剂。

1. 和解少阳剂

本类方药适用于邪在少阳胆经之半表半里证，症见寒热往来，胸胁苦满，心烦喜呕，默默不欲饮食，口苦，咽干，目眩等。代表方剂：小柴胡汤、蒿芩清胆汤等。

2. 调和肝脾剂

本类方药适用于肝气郁结，横犯脾胃或脾虚不运，影响肝之疏泄的肝脾不和证。代表方剂：逍遥散、四逆散、痛泻要方、柴胡疏肝散等。

3. 调和肠胃剂

本类方药适用于邪犯肠胃，寒热夹杂，升降失常，而致心下痞满，恶心呕吐，肠鸣下痢等。代表方剂：半夏泻心汤、黄连汤等。

（六）祛湿剂

凡以祛湿药为主组成，具有化湿利水、通淋泄浊等作用，用于治疗水湿病证的方剂，称祛湿剂。

1. 芳香化湿剂

本类方药适用于湿浊阻滞，脾胃失和所致的脘腹痞满，嗳气吞酸，呕吐泄泻，食少体倦等。代表方剂：平胃散、藿香正气散等。

2. 清热祛湿剂

本类方药适用于湿热之邪内蕴，或湿热下注，或湿热外感所致的湿温、暑湿、黄疸、热淋和痿证等。代表方剂：八正散、茵陈蒿汤、三仁汤等。

3. 利水渗湿剂

本类方药适用于水湿内停所致水肿、淋浊、癃闭、泄泻等证。代表方剂：五苓散、猪苓汤、五皮散等。

4. 温化水湿剂

本类方药适用于湿从寒化，或阳不化水所致痰饮、水肿等证。代表方剂：真武汤、苓桂术甘汤等。

5. 祛风除湿剂

本类方药适用于外感风湿所致的头痛、身痛、腰膝顽麻痹痛等证。代表方剂：羌活胜湿汤、独活寄生汤、鸡鸣散等。

（七）祛痰剂

凡以祛痰药为主组成，具有消除痰饮作用，用于治疗各种痰证的方剂，称祛痰剂。

1. 燥湿化痰剂

本类方药适用于脾失健运，水湿内停，凝聚为痰的湿痰证，症见痰多易咳，胸闷恶心，肢体倦怠，头晕等。代表方剂：二陈汤、茯苓丸等。

2. 温化寒痰剂

本类方药适用于寒痰证，症见咳痰清稀色白，舌淡、苔白滑，脉沉迟等。代表方剂：苓甘五味姜辛汤、三子养亲汤等。

3. 清热化痰剂

本类方药适用于热痰证，症见痰黄黏稠，面赤烦热，舌红、苔黄腻，脉滑数等。代表方剂：清气化痰丸、小陷胸汤、滚痰丸等。

4. 润燥化痰剂

本类方药适用于燥痰证，症见痰稠而黏，咳之不爽，咽喉干燥，声音嘶哑等。代表方剂：贝母瓜蒌散等。

5. 祛风化痰剂

本类方药适用于风痰证，外风生痰症见恶风发热，咳嗽痰多；内风挟痰症见眩晕头痛，甚则昏厥、不省人事等。代表方剂：止嗽散、半夏白术天麻汤、定痫丸等。

（八）润燥剂

凡以苦辛温润或甘凉滋润的药物为主组成，具有轻宣燥邪或滋阴润燥等作用，用于治疗燥证的方剂，称润燥剂。

1. 轻宣润燥剂

本类方药适用于外感凉燥或温燥之证，外感凉燥症见恶寒头痛，咳嗽痰少，口燥咽干；外感温燥症见身热头痛，干咳少痰，或气逆喘息，心烦口渴等。代表方剂：杏苏散、桑杏汤、清燥救肺汤等。

2. 滋阴润燥剂

本类方药适用于各种内燥证，症见干咳少痰，呕逆不食，消渴，大便干结等。代表方剂：养阴清肺汤、麦门冬汤、增液汤等。

（九）理气剂

凡以理气药为主组成，具有疏畅气机、调整脏腑功能的作用，以治气滞、气逆证的方剂，称理气剂。

1. 行气剂

本类方药适用于气机郁滞的病证。脾胃气滞症见脘腹胀满，嗳气吞酸，呕恶食少等；肝郁气滞症见胸胁胀痛，或疝气痛，或月经不调等。代表方剂：半夏厚朴汤、越鞠丸、橘核丸等。

2. 降气剂

本类方药适用于气机上逆的病证。气逆以肺胃气逆上冲为主。肺气逆症见咳嗽气喘；胃气逆症见呕吐，呃逆，噫气等。代表方剂：苏子降气汤、定喘汤、旋覆代赭汤等。

（十）止血剂

凡以止血药为主组成，具有制止出血的作用，用于治疗各种出血证的方剂，称止血剂。代表方剂：十灰散、槐花散、小蓟饮子、黄土汤等。

（十一）活血化瘀剂

凡以活血化瘀药为主组成，具有促进血行、消散瘀血等作用，用于治疗瘀血内停之证的方剂，称活血化瘀剂。代表方剂：血府逐瘀汤、补阳还五汤、桃核承气汤、七厘散、丹参饮、复元活血汤等。

（十二）补益剂

凡以补益药为主组成，具有补益人体气血阴阳的作用，用于治疗各种虚证的方剂，称补益剂。

1. 补气剂

本类方药适用于气虚证，症见倦怠无力，少气懒言，语声低微，动则气促汗出，或虚热自汗，脱肛等。代表方剂：四君子汤、补中益气汤、参苓白术散、生脉散等。

2. 补血剂

本类方药适用于血虚证，症见头晕眼花，面色萎黄，唇甲色淡等。代表方剂：四物汤、归脾汤、当归补血汤等。

3. 气血双补剂

本类方药适用于气血两虚之证，症见头晕目眩，少气懒言，肢体倦怠乏力，面色萎黄或苍白，舌淡苔薄白，脉虚细。代表方剂：八珍汤、十全大补汤等。

4. 补阴剂

本类方药适用于阴虚证，症见形体消瘦，头晕耳鸣，腰膝酸软，五心烦热，遗精滑泄，或骨蒸潮热，颧红盗汗，咽干口燥等。代表方剂：六味地黄丸、左归丸、大补阴丸、一贯煎等。

5. 补阳剂

本类方药适用于肾阳虚衰之证，症见畏寒肢冷，腰膝酸软，小便不利，夜尿频多，或男子阳痿，女子宫寒不孕等。代表方剂：肾气丸、右归丸等。

（十三）消导剂

凡以消导药为主组成，具有消食导滞、消痞化积等作用，用于治疗积滞痞块的方剂，称消导剂。

1. 消食导滞剂

本类方药适用于饮食积滞内停之证，症见脘腹痞闷，嗳腐吞酸，恶心呕逆等。代表方剂：保和丸、枳实导滞丸、健脾丸等。

2. 消痞化积剂

本类方药适用于癥积痞块之证，症见两胁癥积，脘腹癥结，饮食少进，肌肉消瘦等。代表方剂：枳实消痞丸、鳖甲煎丸等。

（十四）安神剂

凡以安神药为主组成，具有安神定志等作用，用于治疗神志不安病证的方剂，称安神剂。

1．重镇安神剂

本类方药适用于因受惊恐，或肝郁化火、扰乱心神所致的烦躁易怒，惊悸不安，失眠多梦，甚或躁扰不宁，发为癫狂等实证。代表方剂：朱砂安神丸、珍珠母丸等。

2．养心安神剂

本类方药适用于阴血不足，虚阳偏亢所致的心悸怔忡，虚烦失眠，头晕健忘等虚证。代表方剂：酸枣仁汤、天王补心丹等。

（十五）息风剂

凡以辛散疏风或息风止痉药物为主组成，具有疏散外风或平息内风的作用，用以治疗风证的方剂，称息风剂。

1．疏散外风剂

本类方药适用于外风所致的风证，症见头晕目眩，风疹，口眼㖞斜等。代表方剂：川芎茶调散、大秦艽汤、牵正散、小活络丹等。

2．平息内风剂

本类方药适用于脏腑功能失调所致的内风证，症见头晕目眩，突然昏倒，口眼㖞斜，半身不遂等。代表方剂：镇肝熄风汤、天麻钩藤饮、地黄饮子、羚角钩藤汤等。

（十六）收涩剂

凡以收涩药为主组成，具有止汗、止精、止咳、止带、止血等作用，用以治疗气血精津滑脱散失之证的方剂，称收涩剂。本类方药主要适用于久病体虚、正气不固、脏腑功能衰退所致的自汗、盗汗、久咳虚喘、久泻、久痢、遗精、滑精、遗尿、崩漏不止等。代表方剂：玉屏风散、九仙散、四神丸、金锁固精丸、固冲汤等。

（十七）开窍剂

凡以开窍药为主组成，具有开窍醒神作用，用于治疗神昏窍闭证的方剂，称开窍剂。本类方药主要适用于温病热陷心包、痰浊蒙蔽清窍之神昏谵语，以及惊风、癫痫、中风等猝然昏厥，痉挛抽搐等证。代表方剂：安宫牛黄丸、紫雪丹、至宝丹等。

（十八）驱虫剂

凡以祛虫药为主组成，具有祛虫或杀虫等作用，用于治疗人体内寄生虫的方剂，称驱虫剂。代表方剂：乌梅丸、化虫丸、肥儿丸等。

第三节　用药护理

药物治疗是中医治疗疾病最常用的手段，护理人员除了要具备中药的基本知识外，还要准确掌握用药的护理内容。

一、中药煎煮法

（一）煎药用具

煎药用具以带盖的陶瓷砂锅、瓦罐为佳，因其不易与中药发生化学反应，且导热性能缓和，受热均匀，保暖性能好。搪瓷类、玻璃器皿和铝锅次之。禁用铁、锡、铜质容器，因为此类容器易与中药发生化学反应，如铁与药物中的鞣质反应生成鞣酸铁，可降低药效，甚至改变药性，从而危害人体。

（二）煎前浸泡

煎前浸泡药材，既有利于药中有效成分的析出，又可缩短煎煮时间，避免煎煮时间过长造成有效成分损耗和破坏过多。多数药物宜用凉水浸泡，一般浸泡30～60分钟，水量以高出药面为度。以根、茎、果实、种子类为主的，浸泡60分钟；以花、叶、草类为主的，浸泡20～30分钟。

（三）煎煮用水

煎煮中药用生活饮用冷水即可，一般以水质纯净、矿物质少者为佳。煎药的水量应根据药物的性质、吸水量的大小、煎煮时间、治疗所需药量等因素决定。一般汤剂经水煎两次。煎煮用水量第一煎以没过药面 3～5 cm 为宜，第二煎以没过药面 2～3 cm 为宜。

（四）煎煮火候与时间

煎药的火候有武火与文火之分。武火即指大火急煎；文火即指小火慢煎。一般药物宜先武火煮沸后再用文火，第一煎于沸后煮 30 分钟，第二煎于沸后煮 20 分钟。解表药及芳香性药物，武火煮沸后文火略煮即可，第一煎沸后煮 20 分钟，第二煎沸后煮 10 分钟。有效成分不易析出的矿物类、骨角类、贝壳类、甲壳类及补益药，武火煮沸后宜文火久煎，第一煎于沸后煮 60 分钟，第二煎于沸后煮 50 分钟。

（五）特殊煎煮法

1. 先煎

有效成分不容易煎出的药物，应先煎 30 分钟，再加入其他药物同煎。矿物类、介壳类药物，如石膏、石决明、牡蛎等，因质地坚硬，应打碎后先煎 20～30 分钟，再下其他药物同煎。毒性较强的药物，如附子、乌头等，应先煎 60 分钟以上，以降低毒性。泥沙多、质轻量大的药物，如玉米须、灶心土等，应先煎取汁，以其药汁代水煎其他药。

2. 后下

气味芳香的药物，久煎其有效成分易挥发而降低药效，须待其他药物煎沸5～10分钟后放入，如薄荷、砂仁、藿香、荆芥、木香、佩兰等。此外，有些药物虽不属芳香药，但久煎也能破坏其有效成分，亦应后下，如大黄、番泻叶、钩藤等，

3. 包煎

药物对咽喉有刺激性，或药物易漂浮于水面不便于煎煮者，或药物呈粉末状及煎煮后易使药液浑浊者，或煎煮后药液黏稠者，入汤剂时都应用纱布包裹入煎，如车前子、蒲黄、海金沙、旋覆花、辛夷等。

4. 另煎

在煎煮贵重药物时，为避免其有效成分被药渣吸附，造成名贵药物的浪费，可将药切成小片，单味煎煮2～3小时，煎好后，单独服用或兑入汤药中同服，如人参、鹿茸、羚羊角等。

5. 烊化

又称熔化，胶质类或黏性大且易溶的药物，为防止同煎黏锅煮糊，或黏附于其他药而影响药效，需单独加温烊化，用煎好的药液兑服，如阿胶、鹿角胶等。

6. 泡服

某些有效成分易溶于水或久煎易破坏药效的药物，可用少量开水或复方中其他药物的煎出液趁热浸泡，加盖半小时后服用，如番泻叶、胖大海等。

7. 冲服

某些贵重药、细料药、量少的药和汁液性药物，不需煎煮，用煎好的其他药液或开水冲服即可，如三七粉、牛黄、沉香等。

二、服药方法

（一）服药时间

1. 饭前服药

饭前胃中空虚，药物能迅速进入肠中，充分发挥药效，故多数药都宜饭前服。一般来讲，病在胸腹以下，如肝、肾疾病，宜饭前服药。除此之外，驱虫药、攻下药、补益药以及治疗胃肠疾病的药物，均宜饭前服。

2. 饭后服药

病在胸膈以上者，如眼病、咽喉病等宜饭后服药。消食导滞药和对肠胃有刺激的药物宜饭后服。无论饭前还是饭后服，服药与进食都应间隔1小时左右。

此外，具有安神作用的药物，宜在睡前服用；具有调经作用的药物，宜在经前

开始服用，月经来后停服；治疗急性病、热性病的药物宜随煎随服，使药力持久。

（二）服药量

一般疾病服药，多采用每日 1 剂，早晚 2 次或早中晚 3 次分服，每服药液量约 200～250 mL。临床用药可根据病情增减，如急性病、热性病可 1 日 2 剂，每隔 4 小时左右服药 1 次。发汗药、泻下药应中病即止，以得汗、得下为度。呕吐患者服药宜少量频服，或先服少量姜汁后再服。

（三）服药温度

中药汤剂多宜温服，以免过冷过热对胃肠道产生刺激。热药治寒证宜热服；寒药治热证宜冷服。补益药、发汗解表药、活血化瘀药、透疹药等宜热服；止血药、清热解毒药、祛暑药等宜冷服。

三、药物内服法的护理

（一）解表类药物服法及护理

1. 服法

解表类药物多属轻清辛散之品，武火煮沸后不可久煎。药物宜趁热服用，服药后即卧床加盖衣被休息，并啜热饮以助药力。发微应以遍身微汗为宜，即汗出邪去为度。若汗出不彻，则病邪不解；汗出太过，则耗气伤津，甚至呈亡阳、伤阴之变。

2. 护理

（1）汗出过多时应及时用干毛巾或热毛巾擦干，注意避风寒。若患者大汗不止，易致伤阴耗阳，应及时报告医生，采取相应措施。

（2）服发汗解表药的同时，禁用或慎用解热镇痛类西药，以防汗出过多而伤阴。

（3）服用解表剂时，饮食宜清淡、易消化，忌食辛辣、油腻及酸性食物，特别忌食鱼蟹类、狗肉、香菇等毒发之物。

（4）密切观察病情变化，尤其是患者体温和汗出情况，随时记录，对老幼及重症患者要注意防止高热抽搐、虚脱等情况的发生。

（二）泻下类药物服法及护理

1. 服法

寒下类药物，如大黄、番泻叶等，煎煮时宜后下或泡服，芒硝宜冲服。攻逐水饮药多做成散剂，润下药多做成丸剂。泻下剂一般宜空腹服用，应以邪去为度，得下即止，慎勿过剂。

2. 护理

（1）服用泻下药物期间，宜卧床休息，密切观察病情变化，注意排泄物的色、量、质等。若泻下太过出现虚脱，应及时报告医生，配合抢救。

（2）攻下药易伤脾胃，故年老体弱、孕妇、产后便秘者宜用润下药。

（3）饮食调理因病而异，实热证者，饮食宜清补，忌辛热毒发之物；里寒证者，饮食宜平补，忌寒凉滋腻之品。饮食宜烂软，易消化，多食富含纤维素的润肠通便之物。

（4）峻下逐水药治疗水肿及胸腹水时，用药前应称患者的体重，量其腹围，以便观察药效。因该类药大多有毒，故服用后应严密观察患者的神志及生命体征的变化。

（三）清热类药物服法及护理

1. 服法

清热类药物宜饭后服用，凉服或微温服，高热患者可不拘时频频服用。清热类药多苦寒，易伤阳气，热清邪除后宜停药，以免久服损伤脾胃。此外，脾胃虚寒者及孕妇应禁用或慎用。

2. 护理

（1）服药后应注意休息，对于高热烦躁、神志不清的患者要加用床栏；壮热者服药后忌汗出当风，要注意保暖。

（2）饮食宜清淡，忌食辛辣、油腻之品。

（3）严密观察患者发热程度、汗出情况、神志、生命体征变化，并详细记录。

（四）祛湿类药物服法及护理

1. 服法

本类药物多对胃肠道有刺激，故宜饭后服用。痹证患者因病情需要，常将祛风湿药做成酒剂、丸剂、片剂或膏剂长期服用。祛湿药多辛温香燥，易耗伤阴血，故阴血不足、阴虚火旺者慎用。

2. 护理

（1）长期服用抗风湿药酒的患者，若出现唇舌麻木、头晕、心悸等，则为中毒症状，应立即停药。

（2）饮食宜清淡、易消化，不宜食生冷和肥甘厚腻之品。

（3）利水渗湿药有通利小便之功效，故服药后应注意观察患者的尿量变化、水肿消退等情况。

（五）温里类药物服法及护理

1. 服法

服用温里药时，要因人、因时、因地制宜。素体火旺或阴虚火旺者、夏暑季节、南方温热之域，剂量一般宜轻，且中病即止；素体阳虚者、冬季、北方寒冷之域，剂量可适当增加。真寒假热，阴寒太盛，温药入口即吐者，宜冷服。温里药辛热而燥，故热证、阴虚证应禁用或慎用。

2. 护理

（1）里寒证患者易感外寒，故服药后应注意保暖。

（2）宜食温补类食物，如葱、姜、蒜等，忌食生冷瓜果及不易消化的食物。

（3）应用回阳救逆方药时，应密切观察汗出、神志、面色、脉搏、血压等变化。如服药汗止，肢体渐温，脉渐有力则为好转征象；反之则为病情恶化，应及时报告医生，采取急救措施。

（六）理气类药物服法及护理

1. 服法

理气类方药多辛温芳香，宜制成散剂或丸剂服用。应用通阳宣痹方药时，宜加入少量白酒，以助药力；调理肝气时，可醋炙以引药归经。理气类方药易耗气伤阴，须中病即止，不宜久服、过量服；血虚、阴虚火旺者慎用。

2. 护理

（1）服用理气药期间，应注重患者的情志护理，鼓励患者多参加体育锻炼和社交活动，使其心情舒畅，避免恼怒伤肝或忧思伤脾。

（2）饮食宜选温通类食物，忌食生冷瓜果、肥甘厚味及辛辣之品。

（七）消导类药物服法及护理

1. 服法

消导类药物一般宜饭后服。此类药不可与补益药及收敛药同服，以免降低药效。

2. 护理

（1）鼓励患者饭后适当运动，有助于脾的升清和胃的降浊。

（2）积滞的原因多为气机不畅，因此要注意患者的情志调护。

（3）防止暴饮暴食或饥饱无度，忌食生冷、硬物及肥甘厚味。

（4）服药期间密切观察大便次数和形状，若出现泻下如注或伤津脱液的情况，应立即报告医生。

（八）止血类药物服法及护理

1. 服法

止血类药物多炒用，炒炭后可增强其止血效果，也有少数以生品止血效果更佳。使用止血类药物，应以止血而不留瘀，血止而无复出为原则。故使用凉血止血药和收敛止血药时，应中病即止。

2. 护理

（1）注意观察出血部位、量、色、次数，按时测量生命体征，大出血时应采取紧急措施。

（2）饮食宜富含营养，易消化，忌食辛辣刺激性食物。呕血者，应禁食8～24小时。禁酒戒烟。

（3）注意精神调护，消除患者紧张、恐惧心理。

（九）活血化瘀类药物服法及护理

1. 服法

活血化瘀类药物宜饭后服。虫类药入药以丸散剂为宜，或配合散剂外用；活血止痛类药宜用酒制或醋制，以增强疗效。破血类的虫药大多有毒，应严格掌握剂量，中病即止，并定期检查肝肾功能，以防对人体造成损害。此类药善于走散通行，易耗血动风，故有出血证而无瘀血征象者禁用；妇女月经过多及孕妇禁用或慎用。

2. 护理

（1）注意情志护理，避免情志刺激，以利于气血运行。

（2）饮食应以温通类食物为主，忌食生冷、滋腻之品。

（十）化痰止咳平喘类药物服法及护理

1. 服法

祛痰药宜饭后温服；平喘药宜在哮喘发作前1～2小时服用；治疗咽喉疾患，宜多次频服，缓慢下咽。温肺祛痰药和祛风化痰药大多有毒，内服剂量不宜过大，阴虚有热者忌用。

2. 护理

（1）服药后应重点观察咳、喘、痰的变化，痰多者可配合体位引流、雾化吸入等护理措施。

（2）患者宜多饮水，食物宜清淡、易消化，忌食生冷、过甜、过咸、辛辣肥甘等助湿生痰之品。

（十一）平肝息风类药物服法及护理

1. 服法

平肝息风类药物中矿物类及介类药物宜打碎先煎，昆虫类药物宜研末冲服。息风止痉类药物多有毒，且药性峻猛，故不宜久服，做成散剂为佳。本类药宜饭后服用，并注意保养胃气。

2. 护理

（1）注意患者的情志护理，避免一切不良的精神刺激，使其保持情绪稳定。

（2）对于惊痫患者，应注意观察其神志及生命体征的变化。

（十二）开窍类药物服法及护理

1. 服法

开窍类药物辛香走窜，易挥发，故只入丸散剂。开窍药为急救、治标之品，易耗伤正气，故只宜暂服，神志清醒后应即刻停药。

2. 护理

（1）开窍药宜少量频服，服药期间密切观察患者生命体征的变化。

（2）搐鼻取嚏之通关开窍法，禁用于高血压、脑血管意外及脑外伤患者。

（十三）安神类药物服法及护理

1. 服法

安神药中矿石、贝壳、植物的种子等，入煎剂应打碎先煎、久煎，并宜做丸散剂服用。安神药宜睡前半小时服用。

2. 护理

（1）病室应保持安静、舒适。

（2）做好情志护理，使患者睡前消除紧张、激动情绪。

（3）饮食以清淡、平和食物为宜，忌食辛辣、肥甘、酒茶等刺激品，晚饭不宜过饱。

（十四）补益类药物服法及护理

1. 服法

补益类药物宜饭前空腹服用，以利药物吸收。虚证患者常需要长期用药，故补益药宜做成蜜丸、膏剂、片剂等使用。此类药易使胃气壅滞，故脾胃虚弱者慎用。

2. 护理

（1）补益药见效缓慢，要鼓励患者坚持长期服药。

（2）服药期间饮食宜清淡、易消化，忌食辛辣、油腻、生冷之品，同时还应忌食萝卜和富含纤维素的食物，以减缓排泄，增加吸收。

 想一想

　　杨某，男，18岁。昨夜以冷水淋浴，今晨起感头晕头痛，身发热，稍恶寒，体温 38.7 ℃，服解热镇痛药后已有汗出，头痛已除，恶寒已罢，但仍觉身热，且口渴，小便短黄，体温 38.1 ℃，舌红苔黄而干，脉数有力。医生诊为里热证，治以清里热，佐以生津。予白虎汤加味：生石膏 18 g，知母 9 g，芦根 30 g，生地黄 18 g，粳米 1 勺，甘草 3 g。

　　请思考：

　　1. 煎煮中药最宜选用什么器具？

　　2. 此方药在煎煮时宜先煎的是哪味药？为什么？

　　3. 服用该方药时，护士应采取哪些护理措施？

四、药物外治法的护理

（一）膏药疗法的护理

　　贴敷膏药前应清洁局部皮肤，剃去较长较密的毛发。通常为增加疗效，贴敷前先用生姜擦拭局部皮肤，并将膏药用火烤软后再贴敷。若膏药中掺入麝香、冰片、丁香等香窜之品，不宜烘烤过久，以防药效降低。厚贴可用 3～5 天，薄贴则需每天更换。膏药揭去后残留在皮肤上的膏药，可用松节油擦拭干净。若患者对膏药产生过敏反应，应停止贴敷，改用他法。

（二）熏蒸疗法的护理

　　使用熏蒸疗法时，应对使用器具做好常规消毒，防止交叉感染；应注意防火、防烫伤或烧伤。使用熏蒸疗法的患者，每次蒸 20～30 分钟，每日 1～2 次。熏蒸前患者需喝 500 ml 糖盐水，以防汗出太多而致虚脱。熏蒸时以患者出微汗为宜，若患者出现心慌、气喘、面色苍白、大汗等，应立即停止熏蒸，并采取相应措施。熏蒸疗法禁用于发热、昏迷、有出血倾向、严重心脏病和哮喘等患者。

（三）熨敷疗法的护理

　　熨敷温度一般不宜超过 70 ℃，时间以 30～60 分钟为宜。局部皮肤可先涂上薄荷油或凡士林，以保护皮肤。熨敷时随时观察患者状况，注意患者反应，防止烫伤患者。已经成脓的阳热实证、肿毒，不宜使用熨敷疗法。

（四）洗浴疗法的护理

洗浴时浴室温度以 20～22 ℃为宜，夏季防止大汗虚脱，冬季防止受凉感冒。药液温度以 40～45 ℃为宜，防止烫伤患者。在病情许可的情况下，可先熏后洗。洗浴时间以 30～40 分钟为宜，不宜过长，以免导致患者疲劳虚脱。洗浴用品应一人一套，防止交叉感染。妇女月经期或阴道出血、盆腔器官急性炎症期不宜坐浴。

（五）灌肠疗法的护理

中药灌肠操作方法同西药灌肠，一般插管深度为 10～15 cm，药液温度以 40 ℃为宜，灌注后应保留 20～30 分钟。对于敏感患者，为了增加保留时间，可用导尿管代替灌肠管，一次灌肠液量不超过 200 mL。为提高疗效，可在睡前灌肠。患者排便后应注意观察大便的色、质、量及排便次数，并做好记录。

自测题

一、选择题

1. 解表药的药味多为（　　）。

    A．甘   B．苦

    C．辛   D．酸

2. 功效类似的药物配合使用，以增强其原有药物的疗效，其配伍关系是（　　）。

    A．相须   B．相使

    C．相畏   D．相杀

3. 莱菔子能降低人参的补气作用，其配伍关系是（　　）。

    A．相须   B．相使

    C．相杀   D．相恶

4. 柴胡善治（　　）

    A．阳明经头痛   B．少阳经头痛

    C．太阳经头痛   D．厥阴经头痛

5. 煎药最常用的容器是（　　）。

    A．砂锅   B．铜锅

    C．玻璃器皿   D．铁锅

6. 以下哪类药不能文火久煎（　　）。

    A．补益药   B．解表药

C. 贝壳类药 D. 矿物类药

7. 安神类中药的最佳服药时间是（ ）。

A. 清晨 B. 晚饭前

C. 晚饭后 D. 睡前

8. 以下宜后下的药物是（ ）。

A. 藿香 B. 车前子

C. 牛黄 D. 沉香

9. 以下需包煎的药物是（ ）。

A. 石膏 B. 车前子

C. 石决明 D. 人参

二、简答题

1. 何谓中药的四气、五味？

2. 试述方剂的组成原则。

3. 试述解表药、芳香药、矿物类药的煎煮火候和时间。

第五章

中医护理基本技术

学习目标

★ 掌握腧穴的分类、治疗作用、定位方法以及毫针刺法、灸法的操作方法和护理要点；熟悉十四经常用腧穴的定位与主治；学会对针刺过程中出现的异常情况进行及时、正确的处理。

★ 掌握推拿疗法、拔罐疗法、刮痧疗法的操作方法和护理要点；了解各疗法的适用范围。

针灸、拔罐、按摩、刮痧等多种常用中医传统技术极具特色，简便易行，行之有效，大大丰富了中医护理内容。

第一节　针灸疗法与护理

针灸疗法是以中医理论为指导，运用针刺和艾灸，作用于腧穴，防治疾病的一种治疗方法。针灸由针刺和艾灸两种方法组成，因在临床常结合应用，故统称针灸。

一、腧穴

（一）腧穴的概念

腧穴，俗称穴位，是人体脏腑经络之气输注于体表的特殊部位，也是疾病的反应点及针灸的施术部位。腧，本写作"输"，或简写为"俞"，有转输、输注之意，言经气所注之状；穴，有孔隙、空洞之意，言经气所居之处。腧穴归于经络，经络运行气血，隶属于脏腑，因此腧穴与经络、脏腑、气血密切相关。

（二）腧穴的分类

腧穴分为经穴、奇穴和阿是穴三类。

1. 经穴

经穴是指有固定的名称、位置和归经，且归属于十二经脉与任脉、督脉的穴位，又称"十四经穴"，简称"经穴"。经穴共有 362 个穴名，671 个穴位，是腧穴的主体部分，主治本经和本经所属脏腑及其相表里经脉的病证。

2. 奇穴

奇穴又称"经外奇穴"，是指有既有一定名称，又有明确位置，但尚未列入十四经系统的腧穴。奇穴的主治范围比较单一，主要是对某些病证有特殊的治疗作用。

3. 阿是穴

阿是穴又称"天应穴""不定穴"，是指既无固定名称，又无固定位置，而是以压痛点或反应点作为针灸施术部位的一类腧穴。阿是穴主要治疗局部病证。

（三）腧穴的作用

1. 近治作用

近治作用是指腧穴可治疗其所在部位局部及其邻近组织、器官的病证，这是一切腧穴所具有的共同特点。如眼区的睛明、四白、承泣穴都能治疗眼疾；耳区的听宫、听会、翳风穴均能治疗耳病等。

2. 远治作用

远治作用是指腧穴不仅可治疗局部病证，还可治疗本经循行所及的远隔部位的病证，这是十四经腧穴主治作用的基本规律。四肢肘、膝关节以下的腧穴多有远治作用。如合谷穴既能治疗手部的病证，又可治疗颈部和头面部病证；足三里穴不但能治下肢病证，而且能治胃肠病证。

3. 特殊作用

腧穴的特殊作用包括两个方面：一是指有些腧穴的治疗作用具有相对特殊性，如针刺大椎穴可退热，灸至阴穴可矫正胎位等；二是指针刺某些腧穴，对机体的不同状态可起双向的良性调节作用。如泄泻时，针刺天枢穴能止泻；便秘时，针刺天枢穴可通便。当心动过速时，针刺内关能使心率减慢；当心动过缓时，针刺内关可使心率增快。

（四）腧穴的定位方法

腧穴的定位方法包括体表解剖标志定位法、骨度分寸定位法、手指同身寸定位法、简便定位法四种。

1. 体表解剖标志定位法

本法是以人体解剖学的各种体表标志为依据来确定腧穴位置的方法，也称自然标志定位法，分为固定标志定位法和活动标志定位法两种。

（1）固定标志定位法：是指利用五官、发际、爪甲、乳头、脐窝以及骨节和肌肉形成的凸起和凹陷等固定标志来取穴的方法。如两眉之间取印堂，两乳头之间取膻中，脐旁 2 寸取天枢等。

（2）活动标志定位法：是指利用关节、肌肉、肌腱、皮肤随活动而出现的孔隙、凹陷、皱纹等活动标志来取穴的方法。如握拳取后溪，张口在耳屏前凹陷中取听宫，屈肘取曲池等。

2. 骨度分寸定位法

骨度分寸定位法是以体表骨节为标志，按比例规定全身各部分的长度和宽度以定腧穴位置的方法，又称"骨度折量定位法"。常见的骨度分寸见表5-1和图5-1。

表 5-1　常用骨度分寸表

部位	起止点	折量寸	度量法	说明
头部	前发际至后发际	12 寸	直	如前发际不明，从眉心至大椎穴可作 18 寸，眉心至前发际可作 3 寸，大椎穴至后发际可作 3 寸
	前额两发角之间	9 寸	横	用于量头部的横寸
	耳后两完骨（乳突）之间	9 寸	横	

部位	起止点	折量寸	度量法	说明
胸腹部	胸骨上窝至歧骨（胸剑联合）	9寸	直	胸部与胁肋部取穴直寸，一般根据肋骨计算，每一肋骨折作1.6寸
	歧骨至脐中	8寸	直	
	脐中至横骨上廉（耻骨联合上缘）	5寸	直	
背腰部	大椎以下至尾骶	21寸	直	背腰部腧穴以脊椎棘突标志作为定位依据
身侧部	腋以下至季胁	12寸	直	季胁指第11肋端下方
	季胁以下至髀枢	9寸	直	髀枢指股骨大转子高点
上肢部	腋前纹头（腋前皱襞）至肘横纹	9寸	直	用于手三阴、手三阳经骨度分寸
	肘横纹至腕横纹	12寸	直	
下肢部	横骨上廉至内辅骨上廉	18寸	直	内辅骨上指股骨内则髁
	内辅骨下廉至内踝尖	13寸	直	内辅骨下指胫骨内则髁
	髀枢至膝中	19寸	直	臀横纹至膝中，为14寸
	膝中至外踝尖	16寸	直	膝中的水平线，前平膝盖下缘，后平腘横纹
	外踝尖至足底	3寸	直	屈膝时可平犊鼻穴

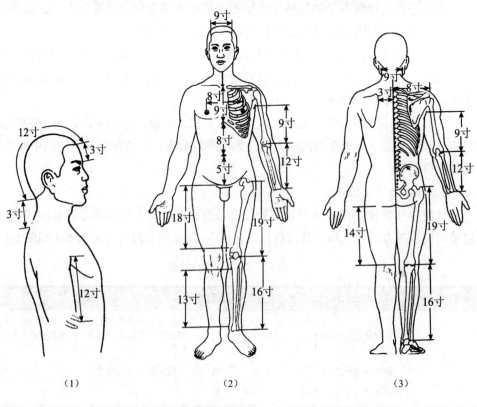

（1）　　　　　　　　（2）　　　　　　　　（3）

图 5-1　常用骨度分寸示意图

3. 手指同身寸定位法

此法是以被取穴者本人手指为标准来量取腧穴的方法，又称"指寸定位法"。

（1）中指同身寸：以被取穴者中指中节桡侧两端纹头之间距离作为 1 寸来量取穴位（图 5-2）。适用于四肢取穴的直寸、背部的横寸。

（2）拇指同身寸：以被取穴者拇指指间关节的宽度作为 1 寸来量取穴位。适用于四肢部的直寸取穴（图 5-3）。

（3）横指同身寸：被取穴者四指并拢，以中指近端关节横纹为准，其四指的宽度作为 3 寸。四指相并名"一夫"，故此法亦称"一夫法"。适用于下肢、下腹部和背部的横寸取穴（图 5-4）。

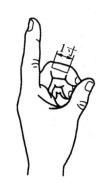
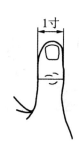
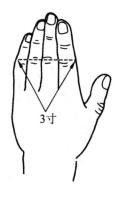

图 5-2 中指同身寸　　　　图 5-3 拇指同身寸　　　　图 5-4 横指同身寸

4. 简便取穴法

此法是临床上一种简便易行的辅助取穴方法。如两手虎口自然平直交叉，食指尖下凹陷中取列缺；两耳尖直上连线的中点取百会等。

（五）常用腧穴

1. 手太阴肺经

（1）尺泽

【定位】肘微屈，肘横纹中，肱二头肌腱桡侧凹陷中（图 5-5）。

【主治】咳嗽，咯血，咽喉肿痛，肘臂挛痛，急性吐泻等。

（2）列缺

【定位】桡骨茎突上方，腕掌侧远端横纹上 1.5 寸（图 5-5）。

【主治】咳嗽，气喘，咽喉肿痛，手腕酸痛，头痛，齿痛，项强，口眼㖞斜等。

2. 手厥阴心包经

（1）曲泽

【定位】肘微屈，肘横纹中，肱二头肌腱尺侧缘凹陷中（图 5-6）。

【主治】心悸，心痛，胃痛，呕吐，泄泻，热病，肘臂挛痛等。

（2）内关

【定位】腕掌侧远端横纹上2寸，掌长肌腱与桡侧腕屈肌腱之间（图5-6）。

【主治】心悸，心痛，失眠，眩晕，偏头痛，胃痛，呃逆，呕吐，肘臂挛痛等。

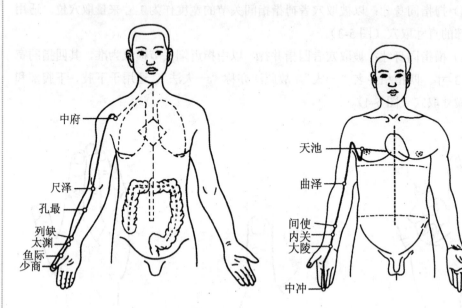

图 5-5　手太阴肺经穴位　　　　　图 5-6　手厥阴心包经穴位

3．手少阴心经

（1）少海

【定位】屈肘，在肘横纹内侧端与肱骨内上髁连线中点处（图5-7）。

【主治】心痛，健忘，肘臂挛痛，腋胁痛等。

（2）神门

【定位】腕掌侧远端横纹尺侧端，尺侧腕屈肌健的桡侧缘凹陷处（图5-7）。

【主治】心悸，心烦，心痛，失眠，健忘，癫狂痫，胸胁痛等。

4．手阳明大肠经

（1）合谷

【定位】手背，第1、2掌骨间，当第2掌骨桡侧缘的中点处（图5-8）。

【主治】头痛，齿痛，面瘫，目疾，咽喉肿痛，发热，耳聋，痛经，滞产等。

（2）曲池

【定位】屈肘90°，在肘横纹外侧端与肱骨外上髁连线中点处（图5-8）。

【主治】热病，吐泻，齿痛，咽喉肿痛，皮肤疾病，高血压，上肢不遂等。

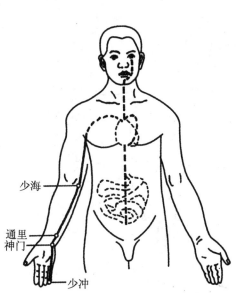

图 5-7　手少阴心经穴位

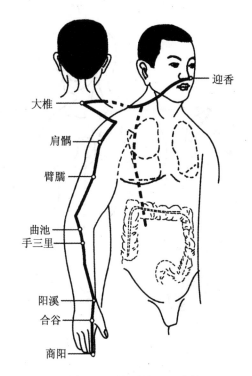

图 5-8　手阳明大肠经穴位

5. 手少阳三焦经

（1）外关

【定位】腕背侧远端横纹上 2 寸，尺骨与桡骨之间（图 5-9）。

【主治】头痛，热病，耳鸣，耳聋，胸胁痛，上肢痹痛等。

（2）肩髎

【定位】在三角肌区，肩峰角与肱骨大结节两骨间凹陷处（图 5-9）。

【主治】肩臂挛痛不遂等。

6. 手太阳小肠经

（1）后溪

【定位】微握拳，当第 5 指掌关节后的远侧掌横纹头赤白肉际处（图 5-10）。

【主治】头项强痛，目赤，耳鸣，耳聋，腰背痛，手指挛痛等。

（2）听宫

【定位】耳屏中点与下颌关节之间，张口时呈凹陷处（图 5-10）。

【主治】耳鸣，耳聋，齿痛等。

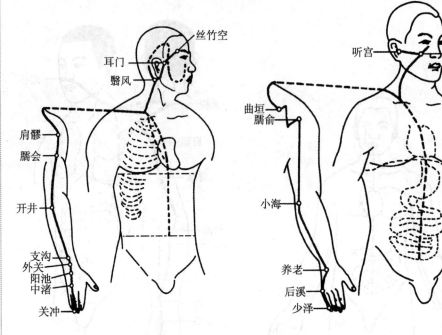

图 5-9　手少阳三焦经穴位　　　图 5-10　手太阳小肠经穴位

7.足阳明胃经

（1）天枢

【定位】横平脐中旁开 2 寸处（图 5-11）。

【主治】腹痛，腹胀，便秘，泄泻，痢疾，月经不调等。

（2）足三里

【定位】屈膝，髌韧带外侧凹陷处下 3 寸，胫骨前嵴外一横指处（图 5-11）。

【主治】胃痛，呕吐，腹泻，便秘，下肢痿痹，中风，虚劳羸瘦等。为强壮保健要穴。

8.足少阳胆经

（1）风池

【定位】在枕骨之下，胸锁乳突肌与斜方肌上端之间的凹陷处（图 5-12）。

【主治】头痛，眩晕，耳鸣，颈项强痛，感冒，目赤肿痛，中风等。

（2）阳陵泉

【定位】腓骨小头前下方凹陷处（图 5-12）。

【主治】胁痛，口苦，黄疸，下肢痿痹，小儿惊风等。

9.足太阳膀胱经

（1）肺俞

【定位】第 3 胸椎棘突下，后正中线旁开 1.5 寸（图 5-13）。

【主治】咳嗽，气喘，咯血，胸闷，胸痛，潮热，盗汗等。

（2）委中

【定位】腘横纹中点，股二头肌腱与半腱肌肌腱的中间（图 5-13）。

【主治】腰背痛，下肢痿痹，腰腿扭伤，腹痛，吐泻，中风等。

10. 足太阴脾经

（1）三阴交

【定位】内踝高点上 3 寸，胫骨内侧缘后方凹陷处（图 5-14）。

【主治】腹泻，月经不调，痛经，带下，不孕，滞产，心悸失眠，下肢痿痹等。

（2）阴陵泉

【定位】胫骨内侧髁后下方凹陷处（图 5-14）。

【主治】腹胀，腹泻，水肿，小便不利，痛经，膝痛等。

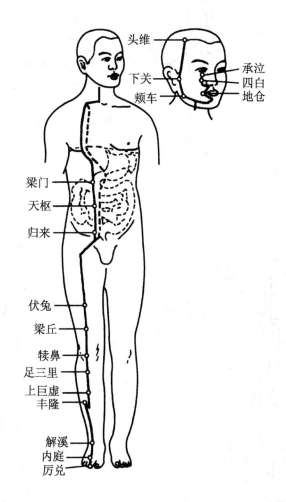

图 5-11　足阳明胃经穴位

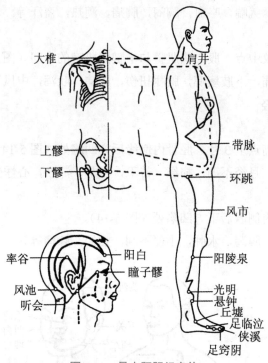

图 5-12　足少阳胆经穴位

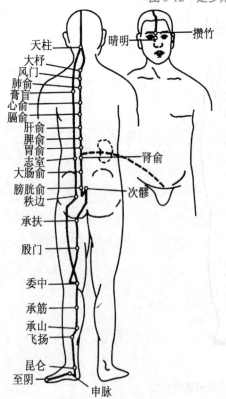

图 5-13　足太阳膀胱经穴位

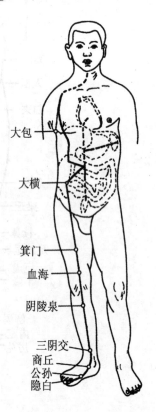

图 5-14　足太阴脾经穴位

11．足厥阴肝经

（1）太冲

【定位】在足背，第1、2跖骨结合部的前方凹陷处（图5-15）。

【主治】头痛，眩晕，目赤肿痛，胁肋痛，小儿惊风，月经不调，痛经，下肢痿痹等。

（2）期门

【定位】乳头直下，当第6肋间隙处（图5-15）。

【主治】腹胀，呕吐，乳痈，胸胁疼痛等。

12．足少阴肾经

（1）涌泉

【定位】足趾跖屈时，约当足底（去趾）前1/3凹陷处（图5-16）。

【主治】头痛，头晕，中暑，昏厥，小儿惊风等。为急救穴之一。

（2）太溪

【定位】内踝高点与跟腱后缘连线的中点凹陷处（图5-16）。

【主治】眩晕，耳鸣，耳聋，头痛，齿痛，月经不调，遗精，小便频数，足跟痛等。

13．任脉

（1）关元

【定位】在前中正线上，脐下3寸（图5-17）。

【主治】遗尿，遗精，月经不调，泄泻，虚劳羸瘦等。为强壮保健要穴。

（2）中脘

【定位】前正中线上，脐上4寸（图5-17）。

【主治】胃痛，呕吐，呃逆，腹胀，泄泻，黄疸，失眠等。

14．督脉

（1）大椎

【定位】后正中线上，第7颈椎棘突下凹陷处（图5-18）。

【主治】热证，中暑，咳喘，骨蒸潮热，项背疼痛等。

（2）水沟

【定位】在人中沟的上1/3与中1/3交点处（图5-18）。

【主治】晕厥，中暑，昏迷，小儿惊风，癫狂痫等。为急救要穴之一。

笔记

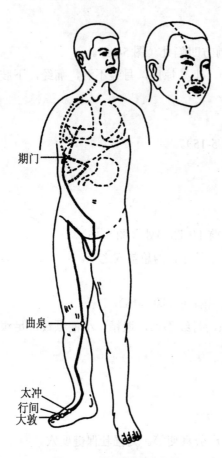

图 5-15　足厥阴肝经穴位

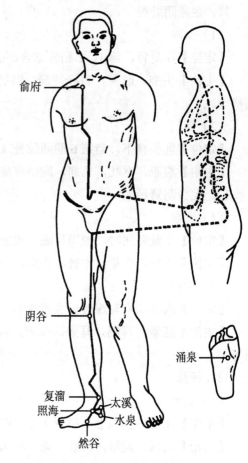

图 5-16　足少阴肾经穴位

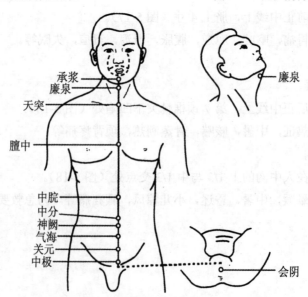

图 5-17　任脉穴位

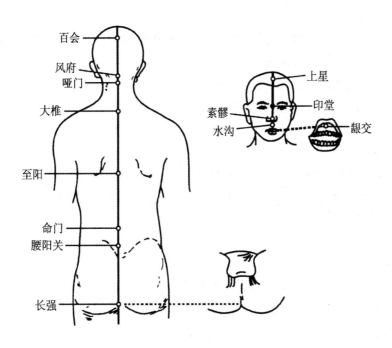

图 5-18 督脉穴位

二、毫针刺法与护理

（一）针刺工具

1. 毫针的结构

目前临床广泛采用的毫针多由不锈钢制成，其结构分为针尖、针身、针根、针柄、针尾五个部分（图 5-19）。

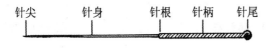

图 5-19 毫针结构

2. 毫针的规格

毫针的规格主要以针身的长度和粗细（直径）来区分。临床以粗细为 30～33 号（0.32～0.26 mm）和长度为 1～3 寸（25～75 mm）的毫针最为常用。

3. 毫针的检查

（1）针尖：要端正不偏，无钩曲或卷毛，尖中带圆，圆而不钝，锐利适度。用棉球裹住针身下端，右手将针反复旋转退出，如发现不光滑，或退出后针尖上带有棉絮者，即为针上有毛钩。

（2）针身：要光滑挺直，上下匀称，坚韧而富有弹性。凡针身有锈痕，剥蚀及弯曲者，均不宜使用，以防断针。

（3）针根：要牢固，无剥蚀或松动。

（4）针柄：金属丝缠绕要紧密、均匀，不能松动，长短粗细要适中。

（二）练针法

由于毫针比较细软，若没有一定的指力和熟练的操作方法，往往会造成进针困难，增加患者的痛苦和影响治疗效果。因此，进行指力和手法的练习是至关重要的。

1. 纸垫练针法

用松软的纸张折叠成厚 2～3 cm 的纸块，再用线如"井"字形扎紧，做成纸垫。练针时左手持纸垫，右手拇、食、中三指持针柄，使针尖垂直地抵在纸垫上，然后用右手拇指与食、中指捻动针柄，逐渐加压用力，待针穿透纸垫后另换一处，反复练习（图 5-20）。

2. 棉团练针法

取棉絮一团，用棉线缠绕，外紧内松，做成直径约 6～7 cm 的圆球，外包一层白布缝制即可。练习方法同纸垫练针法。所不同的是棉团松软，可作提插、捻转等多种基本手法的练习（图 5-21）。

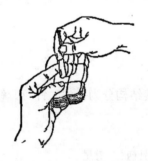 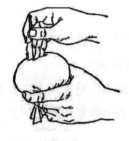

图 5-20　纸垫练针法　　　　　　　图 5-21　棉团练针法

3. 自身练针法

在纸垫、棉团上练习到一定程度，指力和手法较为熟练时，可以在自己身上练针，以亲身体会针刺的感觉、指力的强弱、行针的手法等。

4. 相互练针法

在自身练习比较成熟的基础上，模拟临床实际，两人一组交叉进行练习，不断提高毫针刺法的基本技能。

（三）针刺前的准备

1. 思想准备

在针刺前，医患双方都应做好思想准备。医生要对患者做好宣传解释工作，减少患者对针刺的恐惧心理；医生要安神定志，集中精力于患者身上。

2. 选择针具

选择针具时，应根据患者的性别、年龄、形体、体质、腧穴部位等选用不同规格的毫针。一般年轻、体壮、肥胖、实证、皮厚肉多者选粗针、长针；老幼、体弱、瘦小、虚证、皮薄肉少者选细针、短针。临床上选针常以将针刺入腧穴应至深度，而针身露在皮肤外稍许为宜。

3. 选择体位

针刺时患者体位选择得是否适当，对腧穴的正确定位、针刺的施术操作、持久的留针以及防止晕针、滞针、弯针甚至折针等，都有很大影响。临床上常用的体位有仰卧位、俯卧位、侧卧位、仰靠坐位、俯伏坐位、侧伏坐位。

（1）仰卧位：适用于取头、面、颈、胸、腹部和部分四肢的腧穴（图5-22）。

（2）俯卧位：适用于取头、项、肩、背、腰、骶、下肢外侧和上肢部分腧穴（图5-23）。

（3）侧卧位：适用于取身体侧面少阳经腧穴和上、下肢部分腧穴（图5-24）。

（4）仰靠坐位：适用于取前头、颜面和颈前等部位的腧穴（图5-25）。

（5）俯伏坐位：适用于取后头、项和背部的腧穴（图5-26）。

（6）侧伏坐位：适用于取头部的一侧、面颊及耳前后部位的腧穴（图5-27）。

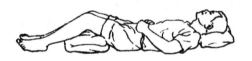

图 5-22　仰卧位

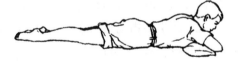

图 5-23　俯卧位

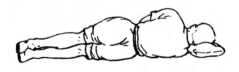

图 5-24　侧卧位

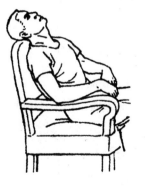

图 5-25　仰靠坐位

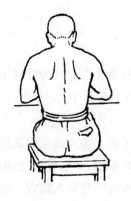

图 5-26　俯伏坐位

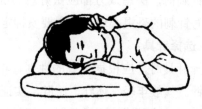

图 5-27　侧伏坐位

4．消毒

针刺治疗前必须严格消毒，包括针具的消毒、医者手指的消毒和施术部位的消毒。

（1）针具器械的消毒：针具器械的消毒方法很多，包括高压蒸汽消毒、煮沸消毒、药液浸泡消毒。

① 高压蒸汽消毒：将毫针等器具用纱布包裹，或装在试管、针盒里，放在密闭的高压消毒锅内，一般在 $1\sim1.4\ kg/cm^2$ 的压力、$115\sim123$ ℃的高温下，保持 30 分钟以上，即可达到消毒的目的。

② 煮沸消毒：将毫针等器械放置于清水中，加热待沸腾后，再煮 $10\sim15$ 分钟。此法简便易行，无需特殊设备，故也比较常用。

③ 药物消毒：将针具放入 75%的乙醇内浸泡 30 分钟，取出擦干待用。经过消毒的毫针，必须放在消毒过的针盘内，并用消毒布或消毒纱布遮盖好。

（2）医生手指消毒：在针刺前，医生须先用肥皂水将手洗刷干净，再用 75%的乙醇棉球擦拭后，方可持针施术。

（3）施术部位消毒：在选取的穴位上，用 75%的乙醇棉球或 2%碘酊拭擦消毒，擦拭时应由中心点向外绕圈消毒。腧穴皮肤消毒后，必须避免接触污物，以防重新感染。

（四）操作方法

1．持针法

临床通常用右手持针，最常用的是三指持针法，即用刺手的拇、食、中指夹持针柄（图 5-28），此法常用于常规长度毫针的操作。操作较长毫针可采用四指持针法（图 5-29）。

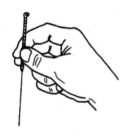

图 5-28　三指持针法

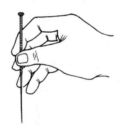

图 5-29　四指持针法

2. 进针法

（1）指切进针法：用左手拇指指甲或食指端切按于腧穴旁，右手持针紧靠左手指甲缘将针刺入腧穴（图 5-30）。此法适用于短针的进针。

（2）舒张进针法：用左手拇、食两指将针刺部位的皮肤向两边撑开，使皮肤绷紧，右手持针从左手拇、食二指之间刺入（图 5-31）。此法适用于针刺皮肤松弛部位的腧穴。

（3）提捏进针法：用左手拇、食二指将所刺部位的皮肤捏起，右手持针从捏起的上端将针刺入（图 5-32）。此法适用于针刺皮肉浅薄部位的腧穴。

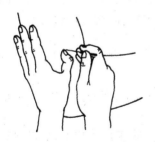

图 5-30　指切进针法

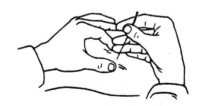

图 5-31　舒张进针法

（4）夹持进针法：用左手拇、食二指持捏消毒干棉球，夹住针身下端，将针尖固定于所刺腧穴的皮肤表面部位，右手捻动针柄，将针刺入腧穴（图 5-33）。此法适用于长针的进针。

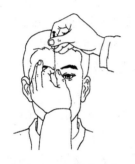

图 5-32　提捏进针法

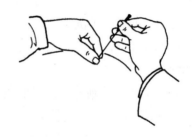

图 5-33　夹持进针法

3．针刺的角度与深度

（1）角度：针刺的角度是指进针时针身与皮肤表面所构成的夹角。其角度的大小，应根据腧穴部位、病性病位、手法要求等特点而定。针刺角度一般分为直刺、斜刺和平刺三种（图5-34）。

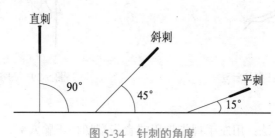

图5-34　针刺的角度

① 直刺：即针身与皮肤表面呈90°角垂直刺入。此法适用于人体大部分腧穴。

② 斜刺：即针身与皮肤表面呈45°角左右倾斜刺入。此法适用于皮肉浅薄处，或内有重要脏器，或不宜直刺、深刺的腧穴。

③ 平刺：即针身与皮肤表面呈15°角左右横向刺入，又称横刺、沿皮刺。此法适用于皮薄肉少处的腧穴。

（2）深度：针刺的深度是指针身刺入人体内的深浅程度。治疗时，具体针刺的深度应结合患者的年龄、病情、体质、部位等多方面综合决定。体质强宜深刺，体质弱宜浅刺；中青年宜深刺，老人及小儿宜浅刺；阴证、久病宜深刺，阳证、新病宜浅刺；四肢、臀、腹及肌肉丰厚处宜深刺，头面、胸背及皮薄肉少处宜浅刺。

4．行针与得气

（1）行针：又称运针，是指将针刺入腧穴后，为了使之得气，调节针感以及进行补泻而实施的各种针刺手法。行针的手法有多种，临床常用的主要有提插法和捻转法两种。两种方法在临床上既可单独应用，又可配合使用。

① 提插法：是指将针刺入腧穴一定深度后，以右手拇、食指捏住针柄，中指协同，将针从浅层插向深层，再由深层提到浅层，如此反复上提下插的一种行针手法。

② 捻转法：是指将针刺入腧穴一定深度后，以右手拇、食指捏住针柄，进行左右来回旋转捻动的一种行针手法。

（2）得气：又称针感，是指针刺入腧穴后，针刺部位产生的酸、麻、胀、重的感觉，医者指下亦有一种沉、紧之感。得气与否直接关系到针刺的效果。得气迅速，疗效颇佳；得气较慢，疗效则差；如无得气，疗效更差或无效。

5．针刺补泻

针刺补泻是通过针刺腧穴，采取适当的手法激发经气以补益正气、疏泄病邪而调节人体脏腑经络功能，促使阴阳平衡以恢复健康的针刺手法。

① 补法：补法能鼓舞人体正气，使低下的功能恢复旺盛。操作手法为进针慢且

浅，用力轻，提插、捻转幅度小，频率慢，留针后不捻转，出针后多按压针孔。临床多用于虚证。

② 泻法：泻法能祛除病邪，使亢进的功能恢复正常。操作手法为进针快且深，用力重，提插、捻转幅度大，频率快，留针后多次捻转，出针后不按压针孔。临床多用于实证。

6. 留针与出针

（1）留针：当毫针刺入腧穴，行针得气并施以或补或泻手法后，将针留置在穴内，称为留针。留针的目的是为了加强针刺的作用和便于继续行针。针刺得气后留针与否以及留针时间长短，应视患者体质、病情、腧穴位置等而定。一般病证只要针下得气并施以适当补泻手法后，即可出针，或留置10～30分钟。但对于一些急性腹痛，顽固性、寒性疼痛或痉挛性疾病，可延长留针时间至60分钟，必要时可长达数小时。

（2）出针：又称起针，是毫针刺法过程中的最后一个操作程序。出针时先用左手拇、食指持消毒干棉球按压针孔周围皮肤，右手持针轻微捻转，缓缓退出至皮下，迅速出针，再用干棉球按压针孔片刻，以防出血。最后检查针数，防止漏针。

（五）注意事项

（1）治疗前应做好针具的检查工作。

（2）严格无菌操作，治疗前应对毫针、患者皮肤、操作者手指进行消毒。

（3）过度劳累、饥饿、精神紧张的患者，不宜针刺；体质虚弱的患者，刺激不宜过强，并尽量采用卧位。治疗过程中要密切观察患者的反应，一旦有意外情况发生，应及时处理。

（4）针刺要避开血管，以防出血。有自发性出血倾向或损伤后出血不止的患者，不宜针刺。

（5）皮肤有感染、溃疡、瘢痕或肿瘤的患者，局部不宜针刺。

（6）患者的胸、背部不宜深刺或尽量避免直刺，以免损伤心肺。下腹部的腧穴，孕妇禁用或慎用。小儿囟门未闭时，头顶部腧穴不宜针刺。

（7）针刺眼区腧穴，要掌握一定的角度和深度，不宜大幅度提插、捻转和长时间留针，以防刺伤眼球和血管。

（8）对尿潴留患者在针刺小腹部的腧穴时，也应注意针刺的角度、方向和深度等，以防损伤膀胱等脏器。

想一想

姜某，男，26岁。今晨睡觉醒来时，突然感觉一侧面部肌肉板滞，耳后乳突部疼痛，口角向右侧歪斜，不能做蹙额、皱眉、露齿、鼓颊等动作，左侧眼

睑不能闭合并流泪，左侧额纹消失，鼻旁沟平坦，舌红苔少，脉弦紧。医生诊查后，开出如下处方

用穴：风池、翳风、颊车、合谷、地仓、太冲。

请思考：

1. 风池、合谷分别属于哪条经脉上的穴位？

2. 针刺治疗时应注意什么？

（六）针刺意外的预防与护理

针刺治疗是一种安全、有效的方法，但由于种种原因，有时也可能出现某种异常情况，如晕针、滞针、弯针、断针等，必须立即进行有效处理。

1. 晕针

晕针是指在针刺过程中，患者突然出现精神疲倦、头晕目眩、面色苍白、恶心呕吐、心慌气短、出冷汗、血压下降，甚则神志昏迷、唇甲青紫、二便失禁等现象。

（1）原因：多见于初次接受针刺治疗的患者，多因精神紧张、体质虚弱、劳累过度、饥饿，或大汗、大泻、大出血之后，或患者体位不当，或施术者手法过重等，而致针刺时或留针过程中发生晕针。

（2）护理：立即停止针刺，将针全部取出。扶持患者平卧，头部放低，松解衣带，注意保暖。轻者静卧片刻，给饮热茶，即可恢复。如未能缓解者，用指掐或针刺急救穴，如水沟、合谷等，必要时可配合现代急救措施。

（3）预防：对于初次接受针刺治疗者，要做好解释工作，解除患者的恐惧心理；正确选取舒适、持久的体位，尽量采用卧位；选穴宜少，手法要轻。对于劳累、饥饿、大渴患者，应嘱其休息，待其进食、饮水后，再予针治。针刺过程中，应随时注意观察患者的神态，询问针刺后的情况，一旦发现有不适等晕针先兆，须及早采取措施。

2. 滞针

滞针是指在行针时或留针后，医者感觉针下涩滞，提插、捻转、出针均感困难，而患者则感觉疼痛的现象。

（1）原因：患者精神紧张，针刺入后局部肌肉强烈挛缩；或因行针时捻转角度过大、过快和持续单向捻转等，而致肌纤维缠绕针身所致。

（2）护理：嘱患者消除紧张，使局部肌肉放松；或延长留针时间，医者可用手指在邻近部位做循按动作，或在滞针附近加刺一针，以缓解局部肌肉紧张。如因单向捻针而致者，需反向将针捻回。

（3）预防：对于精神紧张患者，应先做好解释工作，消除患者的紧张情绪。行针时手法宜轻巧，捻转角度不宜过大，不可连续单向捻针。

3．弯针

弯针是指进针时或将针刺入腧穴后，针身在体内形成弯曲的现象。

（1）原因：医者进针手法不熟练，用力过猛，以致针尖碰到坚硬组织；或因患者在针刺过程中变动了体位，或针柄受到某种外力碰压等。

（2）护理：出现弯针后，不得再行提插、捻转等手法。如针身轻度弯曲，可慢慢将针退出；若弯曲角度过大，应顺着弯曲方向将针退出。因患者体位改变所致者，应嘱患者慢慢恢复原来体位，使局部肌肉放松后，再慢慢退针。切忌强行拔针，以免出现断针。

（3）预防：医者进针手法要熟练，指力要轻巧，避免进针过猛、过急。患者的体位要舒适自然，并嘱其不要随意变动。注意针刺部位和针柄不得受外力碰压。

4．断针

断针是指针体折断在人体内的现象。

（1）原因：针具质量欠佳，针身或针根有损伤剥蚀；或针刺时将针身全部刺入腧穴内，行针时强力提插、捻转；或患者体位改变；或遇弯针、滞针时未及时正确处理等所致。

（2）护理：嘱患者不要紧张，保持原有的体位，以防断针陷入深层。如残端显露，可用手指或镊子取出。若断端与皮肤相平或稍低，可用手指挤压针孔两旁，使断针暴露于体外，再用镊子取出。如断针完全没入皮内、肌肉内，应在X线下定位，行外科手术取出。

（3）预防：针刺前应仔细检查针具质量，对不合要求的针具应剔除不用。进针、行针时，动作宜轻巧，不可强力猛刺。针刺入穴位后，嘱患者不要任意变动体位。针刺时针身不宜全部刺入。遇有滞针、弯针现象时，应及时正确处理，不可强力猛拔。

5．出血和血肿

血肿是指针刺部位出现的皮下出血而引起肿痛的现象；出血是指出针后针刺部位出血的现象。

（1）原因：多因刺伤血管所致，也可见于凝血功能障碍患者。

（2）护理：出血者，可用消毒干棉球按压止血；如果仅有少量皮下出血，一般不必处理。若局部肿胀疼痛剧烈，影响到活动功能时，可先作冷敷，止血后再作热敷，以促使局部瘀血消散吸收。

（3）预防：针刺前应认真检查针具，熟悉人体解剖知识，针刺时避开血管。针刺手法强度适中，避免行针手法过重。出针时立即用消毒干棉球按压针孔。

想一想

纪某，女，24岁。十天前因受风寒而致两侧太阳穴疼痛数日，加重一天。平素身体较虚弱，饮食欠佳，身材偏瘦小。患者下午下班后来门诊进行针刺治疗。坐位行针10分钟后，患者突然出现精神疲倦、头晕目眩、面色苍白、心慌气短、出冷汗、恶心呕吐等现象。

请思考：

1. 患者出现了什么针刺异常情况？如何处理？
2. 患者出现此情况的原因是什么？如何预防？

三、灸法与护理

灸法是指以艾绒为主要燃烧材料，放置在体表的腧穴或一定部位上烧灼、熏熨，借灸火的温热力以及药物的作用，达到防病治病和保健目的的一种方法。灸法具有温通经络、行气活血、祛湿散寒、消肿散结、回阳固脱等作用。

（一）灸法的适应证

灸法对慢性病、虚寒证等较为适宜，如久泻、久痢、水肿、痿证、痹证、腹痛、胃痛、阳痿、遗尿、疝、虚劳、中风脱证，以及妇女气虚引起的崩漏及阴挺等。

（二）施灸方法

临床常用灸法有艾炷灸、艾条灸、温针灸三类，可根据病情需要而选用。

1. 艾炷灸

施灸时将艾绒搓捏成一个个圆锥形艾团，称为艾炷。搓捏成蚕豆大者为大炷；如黄豆大者为中炷；如麦粒大者为小炷（图5-35）。每烧尽一个艾炷，称一壮。艾炷灸根据艾炷是否直接置于皮肤穴位上烧灼，分为直接灸和间接灸两种。

（1）直接灸：是将艾炷直接放在皮肤上施灸的一种方法。临床上可分为化脓灸和非化脓灸。

① 化脓灸：又称瘢痕灸。先在施灸部位涂以大蒜汁，然后放置艾炷点燃，待艾炷燃尽，以湿纱布除去灰烬，复加艾炷再灸。一般灸5～10壮，使局部皮肤灼伤，起疱化脓。30～40天后灸疮自愈，留下瘢痕。故灸前必须征得患者的同意。在施灸过程中，艾炷将烧完而疼痛剧烈时，可用手在灸部周围轻轻拍打，以缓解疼痛。此灸法适用于顽固性痹证、哮喘、瘰疬、肺痨等慢性疾病。

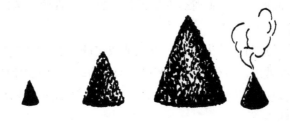

图 5-35　艾炷

② 非化脓灸：又称无瘢痕灸。先在施灸部位涂上少量凡士林，上置艾炷点燃，燃烧至 2/3，患者感到烫时，即除去未燃尽的艾炷，更换新艾炷再灸。一般灸 3～7 壮，以局部皮肤充血、红润为度。此灸法不会灼伤皮肤，灸后局部皮肤不会起疱留下瘢痕，故其适应范围较广。

（2）间接灸：又称隔物灸、间隔灸，是用某些物品将艾炷与皮肤隔开施灸的一种方法。根据不同的病证，可选用隔姜灸、隔蒜灸、隔盐灸、隔附子饼灸等。此法火力温和，具有艾灸和药物的双重作用，适用于慢性疾病和疮疡。

2. 艾条灸

艾条灸是将艾条的一端点燃，在距腧穴或皮肤 1 寸左右，进行熏灸的一种方法。根据操作方法的不同，可分为温和灸、雀啄灸和回旋灸。

（1）温和灸：将艾条的一端点燃，对准应灸的腧穴或患处，距皮肤 2～3 cm 处进行熏烤，使患者局部有温热感而无灼痛感为宜。一般每次灸 10～15 分钟，至局部皮肤红晕为度。

（2）雀啄灸：施灸时，艾条点燃的一端与施灸部位的皮肤并不固定在一定的距离，而是像鸟啄食一样，一上一下移动施灸。

（3）回旋灸：施灸时，艾条点燃的一端与施灸部位的皮肤虽保持一定的距离，但不固定，而是向左右方向移动或反复旋转施灸。

3. 温针灸

温针灸是将针刺与艾灸结合使用的一种方法。针刺得气后，在针柄上置一段约 2 cm 的艾条，或将艾绒捏在针柄上点燃，使热力通过针身传入体内，达到治疗的目的（图 5-36）。此灸法适用于既需要留针又需要施灸的疾病。

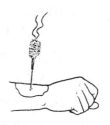

图 5-36　温针灸

（三）灸法的护理

（1）施灸的诊室应保持通风，避免烟尘过浓而伤害人体。

（2）施灸前应向患者说明施术要求，解除其恐惧心理，取得患者的配合。若需选用瘢痕灸时，必须先征得患者同意。

（3）颜面部、阴部、有大血管分布等部位不宜使用直接灸法。孕妇少腹部和腰骶部禁灸。

（4）施灸时应注意防止艾火脱落，以免造成皮肤及衣物的烧损。施灸后若局部出现水疱，只要不擦破皮，可任其自然吸收；若水疱较大，可用消毒针将水疱刺破，放出水液，再涂以龙胆紫药水。化脓灸者，在灸疮化脓期间不宜从事重体力劳动，并保持清洁，防止感染。

第二节　推拿疗法与护理

推拿，古称按摩、按跷、按抓等，是指运用各种手法作用于人体体表的特定部位或经络、腧穴，达到治疗和保健效果的一种治疗方法。

一、推拿的适应证

推拿可用于治疗临床各种疾病以及减肥、美容与养生保健。如内科病中的胃痛、头痛、失眠、中风后遗症等；外科病中的乳痈初期、手术后的肠粘连等；妇产科病中的闭经、痛经等；儿科病中的咳嗽、腹泻、腹痛、疳积等；骨伤科病中的颈椎病、肩周炎、落枕、坐骨神经痛、急性腰扭伤、腰肌劳损等。

二、常用推拿手法

1. 一指禅推法

一指禅推法是用大拇指指端、罗纹面或偏锋着力于一定的穴位或部位上，通过前臂与腕部的来回摆动，带动拇指关节作屈伸活动，使之产生的力持续地作用于治疗部位上的一种手法（图5-37）。

（1）动作要领：拇指末端着力，其余四指半握空拳，腕部放松，沉肩，垂肘，悬腕，前臂做主动摆动，拇指屈伸，沿着经脉或穴位做缓和推动，连推5～10遍。摆动幅度要均匀，压力要平稳，动作要灵活，紧推慢移，频率为120～160次/分。

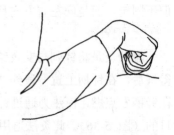

图5-37　一指禅推法

（2）临床应用：本手法具有疏通经络、调和气血、消瘀散结、健脾和胃等功效，适用于全身各部位。临床多用于治疗头痛、胃脘痛、关节酸痛、月经不调等。

2. 滚法

滚法是以第 5 掌指关节背侧着力于治疗部位，以腕关节的伸屈动作与前臂的旋转运动相结合，使小鱼际和手背在治疗部位做连续不断的往返滚动的一种手法（图 5-38）。

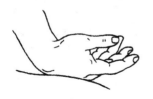 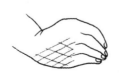 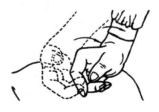

A．滚法姿势　　　　　　　B．滚法吸定部位和接触部位　　　　　C．前臂旋后带动屈腕

图 5-38　滚法

（1）动作要领：小指掌指关节背侧及部位小鱼际紧贴体表，肩、臂放松，肘关节微屈，幅度要均匀，动作要有节律，不可移动或跳动，频率为 120～160 次/分。

（2）临床应用：本手法具有行气活血、滑利关节、解痉止痛等功效，适用于颈项部、肩背部、腰臀部、四肢等肌肉丰厚部位。临床多用于治疗风湿痹痛、痿证、中风偏瘫、肢体麻木、腰肌劳损、运动功能障碍等病证及养生保健推拿。

3. 揉法

揉法是用手掌大鱼际、掌根或手指螺纹面着力于治疗部位或穴位，做轻柔缓和的环旋转动，并带动该处的皮下组织的一种手法（图 5-39）。

（1）动作要领：手腕部放松，沉肩，垂肘。以肘部为支点，前臂做主动摆动。着力点紧贴体表，压力要轻柔，动作要协调而有节律，频率为 100～150 次/分。

图 5-39　揉法

（2）临床应用：本手法具有宽胸理气、活血祛瘀、舒筋活络、消积导滞等功效，适用于全身各部位。临床多用于治疗脘腹胀痛、便秘、泄泻等胃肠疾病，以及外伤所致的红肿疼痛等症。

4. 摩法

摩法是用手指指面或手掌掌面着力于治疗部位或穴位，以腕部连同前臂，做环形的、有节奏的盘旋抚摩活动的一种手法（图 5-40）。摩法分指摩法和掌摩法两种。

（1）动作要领：肘关节自然屈曲，腕部放松，指掌自然伸直，着力部位做环旋抚摩动作而不带动皮下组织。动作要缓和而协调，指面或掌面要紧贴体表，做顺时针或逆时针方向均匀往返，以患者舒适为度，频率为 80～120 次/分。

（2）临床应用：本手法具有温经通络、行气活血、消肿止痛、健脾和胃等功效，适用于胸腹、胁肋部。临床常用于治疗胸胁胀痛、脘腹疼痛、泄泻、便秘、月经不调等。

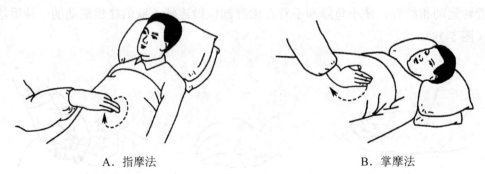

A．指摩法　　　　　　　　　　　B．掌摩法

图 5-40　摩法

5．推法

推法是指用手指、掌或肘部着力于一定的部位或穴位上，做单方向直线推动的一种手法（图 5-41）。具体可分为拇指平推法、掌推法和肘推法。

（1）动作要领：沉肩，垂肘，肘关节微屈或屈曲。指、掌或肘部紧贴皮肤，压力要平稳，速度要均匀而缓慢。向一定方向推进，增大压力时，可双手重叠推进。频率每分钟 30～60 次。

（2）临床应用：本手法具有温经活络、消瘀散结、健脾和胃、调和气血等功效，适用于全身各部位。拇指平推法常用于肩背部、胸腹部、腰臀部和四肢；掌推法常用于腰背部、胸腹部和大腿；肘推法常用于华佗夹脊穴、大腿后侧。

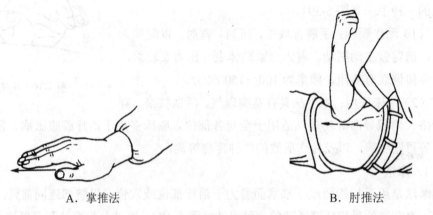

A．掌推法　　　　　　　　　　　B．肘推法

图 5-41　推法

6．按法

按法是用手指、手掌或肘部等部位着力于治疗部位或穴位，用力下按，按而留之的一种手法（图 5-42）。常用按法有指按法、掌按法和肘按法三种。用拇指指面或

者食指、中指、无名指三指指面按压体表，称指按法；用单掌或双掌按压体表，称掌按法；用肘尖按压体表，称肘按法。

（1）动作要领：沉肩，垂肘，着力部位紧贴体表，不要移动。要垂直向下逐渐用力按压，力度应由轻到重，稳而持续，使刺激深透，以有"得气感"为度。按压胸背或脊柱时，患者不宜说话。按压时间20秒至2分钟，一般按压力量大者时间宜短，按压力量小者时间可稍长。

（2）临床应用：本手法具有疏通经络、散寒止痛的功效，适用于全身各部，尤以经穴及阿是穴常用。临床多用于治疗肢体酸痛麻木、胃脘痛、头痛等。

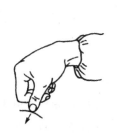　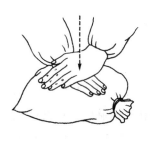　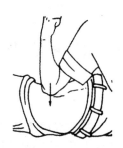

A．指按法　　　　　B．掌按法　　　　　C．肘按法

图 5-42　按法

7. 点法

点法是用指端或屈指骨突部为着力部位，在一定部位或穴位垂直下压的一种手法（图 5-43）。常用点法有指点法和屈指点法两种。用指端点，称指点法；屈指用骨突部点，称屈指点法。

（1）动作要领：沉肩，垂肘，术者意念在着力部位。点压体表时宜垂直向下用力。力度宜由轻到重，再由重渐轻，以患者能耐受，或"得气"为度。

（2）临床应用：本手法具有镇静止痛、解除痉挛、疏通经络等功效，适用于骨缝处或背臀部的腧穴。临床常用于治疗腰腿麻木疼痛、脘腹挛痛等。

8. 捏法

捏法是用指腹相对用力，挤压治疗部位的一种手法（图 5-44）。常用捏法有三指捏和五指捏两种。三指捏法是用大拇指与食指、中指夹住肢体，相对用力挤压；五指捏法是用大拇指与其余四指夹住肢体，相对用力挤压。

（1）动作要领：沉肩，垂肘，肘关节微屈，指腹着力，以腕关节活动带动掌指关节做连续不断的捻转挤捏。在做相对用力挤压动作时宜柔和，要循序渐进，均匀而有节律性。为加强刺激、提高疗效，可边捏边提。

（2）临床应用：本手法具有疏通经络、行气活血等功效，适用于头部、颈项部、四肢及背脊。临床常用于治疗肢体麻木、腰腿疼痛、食欲不振、消化不良、腹泻、失眠、小儿疳积等。

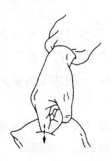

图 5-43　点法

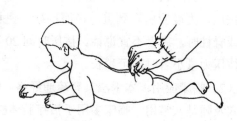

图 5-44　捏法

捏脊法

　　捏脊疗法是连续捏拿脊柱部肌肤，以防治疾病的一种治疗方法，常用于治疗小儿"疳积"之类病症，故又称"捏积疗法"，属于小儿推拿术的一种。捏脊的操作方法是：用两手拇指桡侧面顶住患者脊柱两侧皮肤，食指和中指前按与拇指相对，交替捏起皮肤并轻轻向上提捻，边提捻边向上慢慢推进，从长强穴捏至大椎穴。

　　捏脊法具有调整阴阳、疏通经络、健脾和胃、消积导滞、改善脏腑功能等作用，主要用于治疗小儿腹胀、食欲不振、消化不良、大便干结、腹泻、疳积等。

9. 拿法

　　拿法是用大拇指与食指、中指两指，或用大拇指与其余四指相对，用力在一定部位或穴位上进行有节律性的提捏的手法（图 5-45）。

　　（1）动作要领：沉肩，垂肘，悬腕。腕关节放松，以指面和指峰为着力部，对称用力由轻而重，再由重而轻。动作要缓和而有连续性。不可突然用力，或断断续续，或忽轻忽重。指端微带揉捏动作。

　　（2）临床应用：本手法具有疏通经络、解表发汗、缓解痉挛、消除疲劳等功效，适用于颈项、肩部、四肢等部位。临床常用于治疗头痛、颈项强痛、落枕、四肢关节疼痛或肌肉粘连等证，以及养生保健推拿。

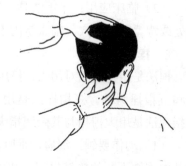

图 5-45　拿法

10. 抖法

抖法是用单手或双手握住患肢远端，稍用力做小幅度、连续、频率较快的上下抖动的一种手法（图 5-46）。

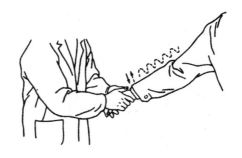

图 5-46 抖法

（1）动作要领：被抖动的肢体要自然伸直、放松。术者沉肩，垂肘，手握患者肢体的腕部或踝部，同时做快速、小幅度的抖动，使被抖动的肢体有轻松感。动作要轻松、连续，幅度要小，频率要快，每分钟 160～180 次。

（2）临床应用：本手法具有和中理气、活血止痛、滑利关节、消除疲劳等功效，适用于四肢，以上肢为常用。临床常用于治疗肢体麻木、腰腿疼痛等。

11. 搓法

搓法是用双手掌面或小鱼际部分夹住肢体的一定部位，相对用力，快速来回搓揉，并做上下往返移动的一种手法（图 5-47）。

（1）动作要领：沉肩，垂肘，腕关节放松，用掌面或指掌面夹住施术部位，松紧适宜。前臂发力，使腕部做快速搓揉。双手用力要对称，搓动要快，移动要慢，动作要连贯。

（2）临床应用：本手法具有调和气血、疏通经络等功效，常作为辅助性结束手法应用，适用于腰背、胁肋与四肢，以上肢最为常用。临床常用于治疗腰腿、肩背、四肢酸痛麻木。

12. 摇法

摇法是用一手附于肢体关节近端，另一手握住肢体关节远端，使关节做被动、和缓环转活动的一种手法。摇法按照关节位置可分为摇颈法、摇肩法、摇髋法等。

（1）动作要领：① 摇颈法：要求患者坐位，术者站在其侧后方，一手扶住患者头顶部稍后方，另一手托住其下颏部，双手做相反方向环转运动（图 5-48）。② 摇肩法：要求患者坐位，患侧自然屈肘，术者站于患者患侧，一手托住其上臂及肘部，做环旋运动。③ 摇髋法：患者仰卧，屈膝屈髋，术者站于患者侧方，一手扶住其膝部，另一手握住其踝部，做髋关节环旋摇动。操作时用力要平稳，摇动幅度要由小渐大，动作需缓和。

（2）临床应用：本手法具有舒筋活血、滑利关节等功效，适用于颈、肩、髋、踝等关节。临床常用于治疗颈项部、腰部、四肢关节酸痛、屈伸不利等。

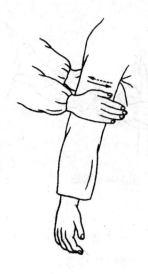

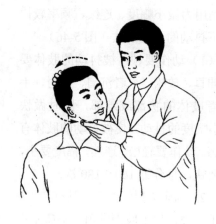

图 5-47　搓法　　　　　　　　　　　　　图 5-48　摇颈法

三、推拿疗法的护理

（1）按摩室宜保持温暖舒适；按摩床和治疗巾保持柔软、干净。

（2）行推拿治疗前，向患者做好解释，消除其紧张心理，取得患者配合。

（3）施术前应帮患者摆好体位，以患者舒适、不易疲劳，术者操作方便为宜。

（4）进行腰骶部、腹部按摩时，先嘱患者排尿。

（5）操作时手法既要达到深透、有力，又要均匀、柔和，以免损伤患者皮肤和筋骨。

（6）操作过程中应注意患者的反应，及时调整手法和力度，在达到治疗效果的同时保证患者身心感觉的愉悦。

第三节　拔罐疗法与护理

拔罐是以罐为工具，采用燃烧热力或抽吸的方法排除罐内空气，形成负压，使之吸附于施术部位，造成局部充血或瘀血，以达到防治疾病目的的一种方法。此法最早以牛角制罐，用作外科吸脓排血，故又称角法、吸筒法。

一、拔罐的适应证

拔罐疗法具有祛风散寒、温经通络、行气活血、消肿止痛、吸毒排脓等作用，临床适用于外感风寒所致头痛、咳嗽、哮喘，风寒湿痹所致关节疼痛、腰背酸痛，还可用于丹毒、疮疡初起未溃、毒蛇咬伤等外科疾病。

二、罐的种类

罐的种类很多，常用的有玻璃罐、竹罐、陶罐和抽气罐（图 5-49）。

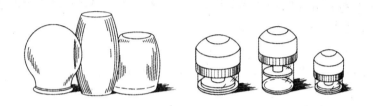

图 5-49　罐具

1. 玻璃罐

玻璃罐用耐热硬质玻璃烧制而成，形如球，罐口平滑，有大、中、小号之分。玻璃罐目前临床较为常用，优点是质地透明，便于观察皮肤变化，有利于掌握治疗情况，缺点是容易破碎。

2. 竹罐

取直径 3～5 cm 坚固无损的竹子，截成 6～10 cm 不同长度的竹管，一端留节作为罐底，另一端作为罐口，去皮、内膜后，用砂纸磨光罐口。竹罐的优点是制作简便、价格低廉，缺点是易爆裂、漏气。

3. 陶罐

陶罐使用陶土烧制而成，状如腰鼓，两头小，底平。陶罐的优点是吸拔力大，缺点是质地较重、容易破碎。

4. 抽气罐

抽气罐用透明塑料制成，顶部设置活塞，用抽气方式形成负压吸引。抽气罐的优点是使用方便、不容易破碎，特别适合在家庭中推广应用。

三、操作方法

（一）罐的吸附方法

罐的吸附方法是指排空罐内的空气，使之产生负压而吸附在拔罐部位的方法。常用的方法有火罐法、水罐法和抽气法。

1. 火罐法

火罐法是利用火在罐内燃烧时产生的热力排出罐内的空气，形成负压，使罐吸附在皮肤上的方法。常用的有闪火法和投火法。

（1）闪火法：用镊子挟住乙醇棉球，点燃后在罐内绕 1～3 圈后迅速退出，迅速将罐扣在施术部位。此法在罐内无火，比较安全，适用于全身任何部位的拔罐。但需注意切勿将罐口烧热，以免烫伤皮肤。

（2）投火法：将乙醇棉球或纸片点燃后投入罐内，迅速将罐扣在治疗部位皮肤上。此法适用于侧面拔罐。

2. 水罐法

水罐法适用于竹罐。将竹罐投入沸水或在药液中煮 5～10 分钟，用镊子挟住罐底，罐口朝下取出，迅速用湿毛巾紧扪罐口，扣在治疗部位的皮肤上。本法适用于全身任何部位的拔罐。

3. 抽气法

将抽气罐紧扣在治疗部位的皮肤上，用活塞将罐内的空气抽出，使之产生负压，吸附在治疗部位皮肤上。

（二）拔罐方法

1. 留罐

留罐是拔罐后将罐留置 10～15 分钟，然后将罐取下的一种拔罐方法。此法临床常用，可单个罐留罐，也可多个罐留罐。

2. 闪罐

闪罐是将罐拔住后，又立即取下，再迅速拔住，如此反复多次的拔上取下，直至局部皮肤潮红为度的一种拔罐方法。此方法多用于肌肉较松弛部位，适用于局部皮肤麻木或功能减退者。

3. 走罐

走罐又称推罐，在罐口或皮肤上涂上适量润滑剂，拔罐后，以手推拉罐体，使之在皮肤上循经往复移动，以皮肤潮红为度。此方法适用于颈肩、腰背、大腿等肌肉丰满部位的拔罐。

4. 留针拔罐

此法属于针刺和拔罐相结合的一种拔罐方法。在针刺治疗留针时，以针刺处为中心拔罐。本法适用于风湿类疾病。

5. 刺血拔罐

此法是将应拔罐部位的皮肤消毒后，用三棱针点刺出血，或用皮肤针叩刺，然后将火罐吸拔于点刺的部位上，使之出血的一种拔罐方法。本法适用于急慢性软组织损伤、神经性皮炎、坐骨神经痛等。

（三）起罐方法

一般留罐 10～15 分钟后即可起罐。起罐方法是一手拿住罐具，另一手将罐口边缘皮肤按下，使空气进入罐内，即可取下。

四、拔罐疗法的护理

（1）拔罐前应仔细检查罐口是否光滑，罐体有无裂痕，以免损伤皮肤，或中途罐体破裂、漏气。

（2）拔罐时应让患者选择舒适且便于施术的体位。

（3）根据需拔罐的部位，选择大小适宜的火罐，使用后要消毒保存。

（4）使用火罐法时要注意乙醇溶液不宜过多，操作时要小心谨慎、动作迅速，以免烫伤皮肤。

（5）留罐期间，应为患者加盖衣被，以免受凉。

（6）若留罐后出现水疱，小的无需处理，大的宜用消毒针头将水放出，再涂以龙胆紫药水，或用消毒纱布包敷，防止感染。

（7）皮肤有水肿、溃疡、过敏和大血管处不宜拔罐；高热抽搐者以及孕妇的腹部、腰骶部均不宜拔罐。

第四节　刮痧疗法与护理

刮痧疗法是用边缘钝滑的器具蘸取适量的润滑介质，在患者体表的一定部位或经络、穴位上反复刮动，使局部皮下出现瘀斑或痧痕，以防治疾病的一种治疗方法。

一、刮痧的适应证

刮痧疗法具有解表祛邪、行气止痛、开窍醒神等作用，在临床治疗和保健等方面应用较广，适用于外感疾病中的中暑发热、呕吐、晕厥，以及夏秋季节的伤暑、伤食、腹泻、腹痛等。

二、刮痧工具

刮痧板为最常用的刮痧工具，一般由水牛角或黄牛角制成，也可因地制宜采用其他工具代替，如边缘光滑的硬币、瓷碗、汤匙等。

三、操作方法

先对刮痧部位进行适当的清洁，然后用刮痧板蘸取适量的润滑介质（如凡士林、甘油等），单方向反复刮动，刮拭力量均匀适中，以患者能耐受为度，一般以刮拭至皮肤潮红或出现紫红色斑点、斑块为度。

四、刮痧疗法的护理

（1）刮痧前必须仔细检查刮痧工具边缘是否光滑，若有破损或毛糙，不得使用，以免刮破皮肤。

（2）刮痧时应注意保暖，刮痧后避免刮痧部位受风寒。

（3）操作时应单向刮动，用力均匀，力度适中。禁用暴力，对不出痧或痧少的部位不可强求。

（4）刮痧过程中应密切观察患者面色、脉象、汗出等情况，如有异常应立即停止操作，及时处理。

（5）患者形体过于消瘦、有皮肤病变处、有出血倾向者不宜使用刮痧法。

自测题

一、选择题

1. 针刺足三里穴能治胃肠病证，属（　　）。
    A. 近治作用   B. 远治作用
    C. 特殊作用   D. 以上都不是
2. 天枢穴最适宜采用的取穴方法是（　　）。
    A. 体表解剖标志定位法   B. 骨度分寸定位法
    C. 手指同身寸定位法   D. 简便取穴法
3. 列缺穴在桡骨茎突上方，腕掌侧远端横纹上（　　）处。
    A. 1寸   B. 1.5寸
    C. 2寸   D. 2.5寸
4. 位于人体前正中线上，脐上4寸的穴位是（　　）
    A. 中极   B. 气海
    C. 中脘   D. 天枢

5. 位于腕背侧远端横纹上 2 寸，尺骨与桡骨之间的穴位是（　　）。

    A．合谷   B．太渊

    C．内关   D．外关

6. 用于昏迷急救的穴位是（　　）。

    A．水沟   B．曲池

    C．足三里   D．关元

7. 指切进针法适用于（　　）。

    A．长针的进针   B．短针的进针

    C．皮肤松弛部位   D．皮肉浅薄部位

8. 摩法多用于（　　）。

    A．头面部   B．项背部

    C．胸腹部   D．腰骶部

二、简答题

1. 腧穴有哪些定位方法？

2. 试述足三里穴和大椎穴的定位与主治作用。

3. 推拿的适应证有哪些？

4. 试述灸法的护理方法。

第六章

常见病证的护理

 学习目标

★ 了解常见病证的证候特点。

★ 熟悉常见病证的护理原则。

★ 掌握常见病证的护理方法。

第一节 感 冒

感冒是人体感受触冒风邪，邪犯卫表所致的外感疾病。临床表现以恶寒发热、头痛、鼻塞、流涕、咳嗽、全身不适、脉浮等为特征。一般感冒四时皆有，尤以冬春两季多见。

现代医学中的上呼吸道感染、流行性感冒可参考本病辨证施护。

一、风寒感冒

【证候】 恶寒，不发热或发热不甚，头身酸痛，鼻塞声重，喷嚏频作，咽痒咳嗽，鼻流清涕，痰多稀薄，口不渴，或喜热饮，无汗，舌苔薄白，脉浮紧。

【护理原则】 辛温解表。

【护理方法】

（1）用药护理：选用荆防败毒散加减。中药汤剂应趁热服，稍加衣被，取微汗。但勿使大汗淋漓而伤阴亡阳。轻症可自服生姜汤（可加葱白、红糖）。

（2）生活起居护理：病室应整洁、舒适，定时通风，患者注意保暖，可多加衣被，避免直接吹风，以防加重病情。高热无汗伴有恶寒，或汗出热退者，均不可冷敷或用乙醇擦浴，以防毛孔郁闭，不利于病邪外达，宜用温水毛巾拧干擦身。

（3）饮食护理：饮食宜清淡，多食高热量、富含维生素、易消化食物。可用姜、葱、蒜、胡椒等作调味品，以辅助药力散寒祛邪。忌生冷，油腻之品。

（4）针灸方法：高热者可针刺大椎、风池、合谷等穴。

二、风热感冒

【证候】 发热，微恶风，或有汗出，头痛鼻塞，鼻流浊涕，口干而渴，或喜冷饮，咽喉肿痛，咳嗽，痰稠不易咳出，舌苔薄黄，脉浮数。

【护理原则】 辛凉解表。

【护理方法】

（1）用药护理：选用银翘散加减。中药汤剂宜凉服。轻症可自服银翘解毒丸（片）或桑菊感冒片。

（2）生活起居护理：室内宜通风而凉爽，但患者应避免直接吹风。

（3）饮食护理：饮食宜清淡、易消化。多补充水分，多吃蔬菜和水果。发热口渴者可予温开水或清凉饮料，也可食用多汁的水果，如西瓜、梨等。忌食辛辣、油腻之品。保持大便通畅，使邪有出路。

（4）针灸方法：可针刺风池、大椎、曲池、合谷等穴。

三、暑湿感冒

【证候】 发热，汗出热不解，鼻塞流浊涕，头昏胀痛，肢体困重，口中粘腻，渴不欲饮，胸闷呕恶，小便短赤，舌苔薄黄腻，脉濡数。

【护理原则】 清暑、祛湿、解表。

【护理方法】

（1）用药护理：选用新加香薷饮加减。一般加藿香、佩兰等祛湿之品。呕恶者服药宜少量频服，或嚼食生姜。

（2）生活起居护理：病室宜通风凉爽，保持空气新鲜。

（3）饮食护理：饮食宜清淡、易消化。可多食西瓜、薏苡仁粥、绿豆汤等，以解暑祛湿。

（4）刮痧方法：头身困重者，可配合刮痧治疗：取夹背两侧、胸胁处、上肢肘窝、下肢腘窝等处。

四、气虚感冒

【证候】 恶寒重，发热轻，无汗或自汗，头身痛，咳嗽，痰白，倦怠无力，气短懒言，感冒反复发作，舌淡苔薄白，脉浮无力。

【护理原则】 益气解表。

【护理方法】

（1）用药护理：选用参苏饮加减。

（2）生活起居护理：室内温度以偏暖为宜。患者个人亦要注意根据气候变化及时增减衣物。生活起居要有规律，劳逸适度，适当参加体育锻炼。

（3）饮食护理：饮食宜选用温补而又易消化的食物，如山药粥、黄芪粥、大枣粥等。

第二节 咳 嗽

咳嗽是由于六淫外邪侵袭，或其他脏腑功能失调影响于肺，导致肺失宣降，肺气上逆，发出咳声，或咳吐痰液的一种病证。咳为有声无痰，嗽为有痰无声，一般多为痰声并见，故以咳嗽并称。咳嗽是肺系疾病的一个主要症状，又是具有独立性的一种病证。

现代医学中的上呼吸道感染、急慢性支气管炎、支气管扩张、肺炎、肺结核或其他疾病表现以咳嗽为主症者，均可参考本病辨证施护。

一、风寒袭肺

【证候】 咳嗽声重，痰白稀薄，伴有头痛，鼻塞流清涕，恶寒发热，无汗，肢体酸痛，喉痒或咳时胸痛，舌苔薄白，脉浮紧。

【护理原则】 疏风散寒，宣肺止咳。

【护理方法】

（1）用药护理：方用三拗汤合止嗽散。药宜热服，药后饮热稀粥并盖被，以助邪外出。咳嗽剧烈时，可选用通宣理肺丸、杏苏止咳露等。

（2）生活起居护理：保持室内空气新鲜，维持合适的温湿度（室温 18～20 ℃，湿度 50%～60%）。患者宜注意防寒保暖，避免直接吹风，以免受凉。

（3）饮食护理：可适当进食葱白、生姜、茴香等辛温发散之品，以助祛邪。忌食生冷瓜果、腌菜及肥甘厚腻之品。可用白萝卜 1 个切片，甜杏仁 10 g（去皮尖）捣碎，一起蒸熟服用。鼓励患者多饮水，以利于痰液的稀释和排出。

（4）针灸方法：可针刺外关、列缺、合谷等穴。

二、风热犯肺

【证候】 咳嗽气粗，痰稠而黄，咳痰不爽，口渴咽痛，伴发热恶风，头痛鼻流黄涕，汗出，舌苔薄黄，脉浮数。

【护理原则】 疏风清热，宣肺化痰。

【护理方法】

（1）用药护理：方用桑菊饮。不宜久煎，宜凉服。痰黏难出，除采用翻身拍背排痰法外，可用鱼腥草或黄芩注射液配液雾化吸入，以稀释痰液，便于排出。

（2）生活起居护理：室内应保持空气新鲜流通，室温不宜过高。

（3）饮食护理：饮食宜清淡，多食梨、枇杷、荸荠等。忌辛辣、烟、酒等刺激之品。

（4）针灸方法：可针刺大椎、尺泽、曲池、列缺、合谷等穴。

三、燥热伤肺

【证候】 咳嗽痰少或干咳无痰，痰黏难咯，咳甚则胸痛，鼻燥咽干，或痰中带血丝，初起可伴恶寒身热、鼻塞头痛等表证，舌红少津，苔薄黄而干，脉浮数。

【护理原则】　疏散外邪，润肺止咳。

【护理方法】

（1）用药护理：选用桑杏汤加减。汤药不宜久煎，小量多次服用。痰黏难出，除采用翻身拍背排痰法外，可用鱼腥草或黄芩注射液配液雾化吸入，以稀释痰液，便于排出。

（2）生活起居护理：室内空气宜清新、潮润。

（3）饮食护理：宜多食清凉润肺之品，平时可食用川贝炖梨、百合银耳羹等。忌食辛辣、温燥之品。禁烟酒。

四、痰湿蕴肺

【证候】　咳嗽反复发作，咳声重浊，痰多色白，痰黏腻或稠厚成块，晨起为甚，进食甘甜油腻食物加重，胸闷脘痞，呕恶，食少体倦，便溏，舌苔白腻，脉濡滑。

【护理原则】　健脾燥湿，化痰止咳。

【护理方法】

（1）用药护理：选用二陈汤合三子养亲汤加减。宜饭后温服。

（2）生活起居护理：保持室内空气新鲜、干燥通风，温度不宜太高。注意保暖，防止受凉。

（3）饮食护理：饮食宜清淡、易消化，多用健脾利湿、化痰之品，如薏苡仁、赤小豆、山药、白扁豆等。忌食生冷、油腻、甜食等滞脾碍胃之品。

五、痰热壅肺

【证候】　咳嗽气粗，痰多，质黄黏稠难咯，或咳吐血痰，胸胁胀满，烦渴欲饮，或有身热，舌质红、苔黄腻，脉滑数。

【护理原则】　清热肃肺，化痰止咳。

【护理方法】

（1）用药护理：选用清金化痰汤加减。宜饭后稍凉服。痰多黄稠可用竹沥水、川贝粉以化痰清热。

（2）生活起居护理：室温宜略低，保持空气新鲜。衣服不宜过暖，汗多者应及时更换衣物。

（3）饮食护理：饮食宜清淡，忌辛辣香燥助热动火之品。可食枇杷叶粥、鲜芦根粥等，以助清热化痰。

六、肺阴亏耗

【证候】 干咳无痰，或痰少而黏，或痰中带血，咽痒声哑，手足心热，或午后潮热，口干颧红，舌红少津，脉细数。

【护理原则】 滋阴清热，润肺止咳。

【护理方法】

（1）用药护理：选用百合固金汤加减。

（2）生活起居护理：保持室内空气新鲜，室温宜略低。嘱患者注意休息，可适当进行户外活动。患者咳嗽剧烈时，协助其采取坐位或半坐位，以减轻肺气上逆所致的咳嗽。

（3）饮食护理：饮食宜清淡，可常食银耳、百合、甲鱼等滋阴之品，或用沙参、麦冬泡水代茶饮。忌食辛辣、香燥之品。禁烟酒。

第三节　胸　痹

胸痹是因正气亏虚，痰浊、瘀血、气滞、寒凝而引起心脉痹阻不畅，以膻中或左胸部发作性憋闷、疼痛为主要临床表现的一种病证。轻者仅感胸闷如室，呼吸欠畅，重者则有胸痛，严重者胸痛彻背，背痛彻心，手足青冷。

本病相当于现代医学的冠状动脉硬化性心脏病（冠心病）、心肌梗死所致的心绞痛。其他心脏病及心包炎引起的心前区疼痛，临床表现与本病特点相符者，均可参考本病辨证施护。

一、心血瘀阻

【证候】 胸部刺痛，痛有定处，入夜加重，甚则心痛彻背，背痛彻心，或痛引肩背，伴有胸闷心悸，时作时止，日久不愈，舌质紫暗，或有瘀斑，苔薄白，脉沉涩或结代。

【护理原则】 活血化瘀，通脉止痛。

（1）用药护理：选用血府逐瘀汤加减。心痛发作时可遵医嘱给予复方丹参滴丸或速效救心丸等，也可舌下含服硝酸甘油片。对于心痛发作频繁或含服硝酸甘油效果差的患者，可遵医嘱静滴硝酸甘油，监测血压及心率的变化，注意滴速的调节，并嘱患者及家属切不可擅自调节滴速，以免造成低血压。

（2）生活起居护理：患者心痛发作时立即停止活动，卧床休息，缓解期可适度活动。

（3）饮食护理：饮食宜少食多餐，不应过饱，以免增加心脏负担。忌食肥甘厚味与辛辣之品。

（4）心理护理：安慰、疏导患者，解除其紧张不安情绪，消除其焦急忧虑心理，使患者积极配合治疗。

二、痰浊闭阻

【证候】　胸闷痛如窒，痛引肩背，痰多气短，遇阴雨天易发作或加重，肢倦体乏，纳呆便溏，恶心，舌质淡、苔厚腻，脉滑。

【护理原则】　通阳泄浊，豁痰开结。

【护理方法】

（1）用药护理：选用栝楼薤白半夏汤加减。宜饭后温服。

（2）生活起居护理：咳嗽痰多者，应定时翻身拍背，有利于排痰。痰液黏稠不易咯出时，可嘱其多饮水，也可予以雾化吸入化痰。

（3）饮食护理：饮食宜清淡、易消化，以素食为主，少食多餐，常食柑橘、萝卜、山楂、竹笋、洋葱等。忌食肥甘厚味。戒烟酒。

三、寒凝心脉

【证候】　卒然心痛如绞，遇寒而作，形寒肢冷，甚则手足不温，胸闷心悸，多因气候骤冷遇风寒而发病或加重病情，舌质淡、苔白滑，脉沉紧或促。

【护理原则】　辛温通阳，开痹散寒。

【护理方法】

（1）用药护理：选用当归四逆汤加减。宜温热服。胸痛时可喷吸宽胸气雾剂，或口服冠心苏合丸，或予沉香、肉桂粉调服。

（2）生活起居护理：注意保暖，防止受凉，随气候变化调整衣被厚薄；居室应向阳并配有取暖设备。

（3）饮食护理：饮食宜温热，常食生姜、大葱、核桃、山药等，忌生冷和寒凉食物。可饮少量糯米甜酒或低度葡萄酒，以通阳散寒活络。

四、心气亏虚

【证候】　胸痛隐隐，动则气促，自汗心悸，面色㿠白，声息低微，舌边有齿痕，苔薄，脉濡弱或结代。

【护理原则】　补益心气，养心通脉。

【护理方法】

（1）用药护理：选用保元汤加减。汤剂宜浓煎，可少量多次服用，餐前1～2小时温热服。

（2）生活起居护理：病室应保持安静、空气新鲜、光照充足、温湿度适宜。嘱患者注意休息，活动以不感心累、气急为度。

（3）饮食护理：饮食宜温热、清淡、易消化，可常食山药、海参、黄芪等。忌生冷、油腻、肥甘之品。

五、气阴两虚

【证候】　心胸隐痛，时作时止，遇劳则甚，胸闷气短，动则喘息，头晕目眩，心悸易汗，倦怠懒言，面色㿠白，舌红，脉细弱或结代。

【护理原则】　益气养阴，活血通络。

【护理方法】

（1）用药护理：选用生脉散合人参养荣汤。宜温热服。

（2）生活起居护理：严重心痛患者需绝对卧床休息；一般胸痹患者应注意休息，适度活动，活动量以不引起心痛发作为度。保持大便通畅，切勿努责，以免诱发心痛。

（3）饮食护理：饮食宜凉润、甘平，宜常食莲子、大枣、桂圆、山药等，可煮粥食用。忌食生冷、油腻之品。

想一想

沈某，男，53岁。患者平时喜食肥甘厚味，嗜酒，形体肥胖。昨中午突然出现左胸部闷痛，持续约1分钟，自行缓解。但于昨天下午、晚上及今晨又发作3次，伴气短，倦怠乏力，纳呆，便溏，恶心，呕吐痰涎，苔白腻，脉滑。

请思考：

1. 患者所患何病？属于何种证型？

2. 如何护理该患者？

第四节　中　风

中风又名卒中，指以猝然昏仆、不省人事、半身不遂、口眼㖞斜、语言不利，或不经昏仆而仅以㖞僻不遂为主症的一类病证。因本病起病急骤，变化迅速，与风善行数变的特征相似，故名中风。

现代医学中的急性脑血管病，如脑血栓形成、脑栓塞、脑出血、蛛网膜下腔出血、脑血管痉挛等均可参考本病辨证施护。

一、中经络

1. 肝阳暴亢，风火上扰

【证候】 半身不遂，口舌歪斜，舌强语謇，眩晕头痛，面红目赤，心烦易怒，口苦咽干，便秘尿黄，舌红或绛，苔黄或燥，脉弦有力。

【护理原则】 平肝息风潜阳。

【护理方法】

（1）用药护理：选用天麻钩藤饮加减。宜偏凉服用。便秘便干者，可用大黄粉通腑泻热。

（2）生活起居护理：病室宜安静、整洁，室温不宜过高。

（3）饮食护理：饮食宜清淡甘寒，宜食荷叶汤、绿豆汤、莲子汤等，少食或禁食助火之品。鼓励患者多食新鲜的瓜果蔬菜，多饮水。

（4）心理护理：积极与患者及家属沟通，解除患者因突发此病而产生的恐惧、急躁、忧虑等情绪，并避免一切精神刺激，使患者情绪稳定。

2. 痰热腑实，风痰上扰

【证候】 半身不遂，口舌歪斜，舌强语謇，头晕目眩，痰多而稠，大便干结，舌质暗红、苔黄腻或黄燥，脉弦滑。

【护理原则】 通腑泻下，化痰通络。

【护理方法】

（1）用药护理：选用星蒌承气汤加减。服药后3～5小时泻下2～3次稀便即可，说明腑气已通，不需再服。若服完上药后，未见大便，可报告医生，继续服药，以泻为度。

（2）生活起居护理：室温不宜过高，衣被不可太厚，但须避免冷风直吹。定时为患者翻身拍背，以促进痰液的排出。

（3）饮食护理：饮食宜清淡甘寒、通利，可常食萝卜、冬瓜、黄瓜、梨等。忌食油腻肥甘、辛辣之品，以免助热生痰。

二、中脏腑

1. 风火闭窍

【证候】 突然昏仆，不省人事，半身不遂，肢体强痉，口舌歪斜，两目斜视或直视，面红目赤，口噤、项强，两手握固拘急，甚则抽搐，舌质红或绛，苔黄燥或焦黑，脉弦数。

【护理原则】 清热息风，醒神开窍。

【护理方法】

（1）用药护理：选用天麻钩藤饮合紫雪丹，或安宫牛黄丸鼻饲。清醒患者可用吸管进药，中药宜少量多次频服，或浓煎后滴入，防止呛咳，必要时用鼻饲法给药。服药后尽量少搬动患者，并密切注意有无异常反应。

（2）生活起居护理：保持病室安静、空气流通、温湿度适宜，避免噪音、强光等不良刺激。做好病室的消毒工作。

（3）饮食护理：可予白菜汤、绿豆汤、小米粥、面汤、西瓜汁等鼻饲。忌食油腻、肥甘厚味。

（4）心理护理：患者中风后神志尚清或昏迷初醒时，常有急躁、焦虑情绪，要注意做好患者本人及家属的思想工作。

2. 痰火闭窍

【证候】 突然昏仆，不省人事，半身不遂，肢体强痉拘急，口舌歪斜，鼻鼾痰鸣，面红目赤，或见抽搐，两目直视，项背身热，躁扰不宁，大便秘结，舌质红或绛，苔黄腻或黄厚干，脉滑数有力。

【护理原则】 清热涤痰，醒神开窍。

【护理方法】

（1）用药护理：选用羚羊角汤配合至宝丹或安宫牛黄丸鼻饲。喉间痰鸣漉漉者，可尽早吸痰，或鼻饲竹沥水、猴枣散以豁痰镇惊开窍。呼吸困难者给予氧气。

（2）生活起居护理：神昏高热者可物理降温，头部冷敷。口噤不开者，可加牙垫，以免咬伤舌头，同时做好口腔护理。

（3）饮食护理：采用鼻饲进食，保证饮食营养与水分的摄入。忌食油腻、肥甘厚味等生湿助火之品。

（4）针灸方法：神昏高热者可遵医嘱针刺水沟、百会等穴，以泄热开窍。

三、后遗症

1. 半身不遂

【证候】 偏身瘫软不用，伴肢体麻木，甚则感觉完全丧失，口舌歪斜，少气懒言，纳差，自汗，面色萎黄，或偏侧肢体强痉而屈伸不利，或见患侧肢体瘫软无力，舌歪质淡紫，或有紫斑，苔薄白，脉细涩或细弱。

【护理原则】 益气活血，化瘀通络。

【护理方法】

（1）用药护理：选用补阳还五汤加减。

（2）生活起居护理：休息与锻炼要有规律，不宜过于劳倦。起居要慎风寒，以防加重病情。

（3）饮食护理：饮食宜清淡、易消化、营养丰富，忌食肥甘厚味。

（4）针灸方法：针刺曲池、合谷、足三里、外关、阳陵泉等穴。

（5）推拿方法：用擦法、摩法、拿法等对手足、肩背、腰、臀、腿等部位施术。

2. 言语不利

【证候】 言语謇涩或失语，舌强，口舌歪斜，口角流涎，偏身麻木，半身不遂，舌质暗、苔腻，脉弦滑。

【护理原则】 祛风化痰，宣窍通络。

【护理方法】

（1）用药护理：选用解语丹。失语者宜选用地黄饮子。

（2）生活起居护理：加强语言功能锻炼，可做发音练习。

（3）心理护理：稳定患者情绪，避免七情刺激。

（4）针灸方法：可遵医嘱针刺廉泉、哑门、大椎、风池等穴。

第五节 消 渴

消渴是由多种原因导致的脏腑阴虚燥热、气阴两虚、津液输布失常的一种疾病。临床以烦渴、多饮、多食、多尿、疲乏消瘦为典型症状。本病患者以中老年人居多。

现代医学中的糖尿病，包括胰岛素依赖型、非胰岛素依赖型及其他类型的糖尿病，均可参考本病辨证论治。

一、肺热伤津

【证候】 烦渴多饮，口干舌燥，尿频量多，舌边尖红，苔薄黄，脉细数。

【护理原则】 清热润肺，生津止渴。

【护理方法】

（1）用药护理：选用消渴丸。

（2）生活起居护理：保持病室清洁、空气新鲜，室温宜偏低。患者应多休息，注意劳逸结合。加强皮肤护理，保持皮肤清洁，预防感染。

（3）饮食护理：严格执行医嘱，控制饮食。饮食宜清淡，以米食为主，少吃面食。忌服各种含糖饮料、口服液及酒类。

（4）针灸方法：口渴患者可针刺肺俞、少商、鱼际等穴。

二、胃热炽盛

【证候】 多食善饥，口渴，形体消瘦，大便秘结，苔黄，脉滑实有力。

【护理原则】 清胃泻火，养阴增液。

【护理方法】

（1）用药护理：选用玉女煎加味。

（2）生活起居护理：嘱患者注意休息，可适当活动，不能过度疲劳。

（3）饮食护理：严格控制饮食。若按规定进食仍感饥饿者，可给予炒黄豆、花生米嚼食，或予水煮蔬菜充饥，决不允许随意添加食物。宜常食苦瓜、黄瓜、白菜、萝卜、豆类与适量的瘦肉、鸡蛋等。忌食肥甘厚味、辛辣刺激食物。

（4）针灸方法：可针刺胃俞、脾俞、中脘、足三里等穴。

三、肾阴亏虚

【证候】 尿频量多，浑浊如脂膏或尿甜，口干舌燥，皮肤干燥，五心烦热，舌红少苔，脉沉细数。

【护理原则】 滋阴补肾，润燥止渴。

【护理方法】

（1）用药护理：选用六味地黄丸加味。

（2）生活起居护理：合理安排生活起居，肥胖患者宜适当进行活动，重症患者宜卧床休息。加强皮肤护理，注意预防褥疮。患者须节制房事。

（3）饮食护理：控制饮食，适当进食黑豆、核桃、猪腰等补肾之品，也可用枸杞子、鲜生地黄煎汤代茶饮。

第六节　痹　证

痹证是由于风、寒、湿、热之邪侵犯人体，壅闭经络，气血运行不畅所致的以肌肉、筋骨、肢体关节发生疼痛、酸楚、麻木、重着、屈伸不利，甚或关节肿大灼热等为主要表现的一类病证。

现代医学的风湿性关节炎、类风湿性关节炎、强直性脊柱炎、痛风、骨关节炎、坐骨神经痛等表现以痹证临床特征为主者，均可参考本病辨证施护。

一、风寒湿痹

1. 行痹

【证候】 肢体关节酸痛，游走不定，关节屈伸不利，发病初期可见恶风发热，苔薄白，脉浮。

【护理原则】 祛风通络，散寒除湿。

【护理方法】

（1）用药护理：选用防风汤加减。汤剂宜温热服，或加少许黄酒趁热服。局部可外敷狗皮膏、追风膏等。

（2）生活起居护理：居处宜温暖、向阳、避风，注意保暖。不宜在寒冷季节或阴雨天到户外活动，以防因复感风寒而加重病情。鼓励患者多晒太阳。

（3）饮食护理：应以温热食物为主，烹调时可加适量姜、胡椒粉等以祛风散寒，忌食生冷之品。可常饮五加皮酒、国公酒、木瓜酒、蛇酒等。

（4）针灸方法：可针刺膈俞、血海穴，上肢可加选曲池、尺泽、合谷、外关，下肢可加选阳陵泉、足三里、委中等穴，或配合艾灸，或局部拔罐。

2. 痛痹

【证候】 肢体关节疼痛，痛势较剧，痛有定处，遇寒则痛甚，得热则痛缓，关节屈伸不利，局部皮色不红，触之不热，皮肤或有寒冷感，舌质淡、苔薄白，脉弦紧。

【护理原则】 温经散寒，祛风除湿。

【护理方法】

（1）用药护理：选用乌头汤加减。汤剂宜温热服。局部可外敷奇正消痛贴膏。

（2）生活起居护理：居处宜温暖向阳。多加衣被，以防寒保暖。疼痛剧烈时须卧床休息；恢复期应下床活动，加强肢体锻炼。鼓励患者多晒太阳。

（3）饮食护理：宜食用温热性食物，如羊肉。烹调时可加适量姜、胡椒粉、桂皮等以助祛散风寒之力。忌食生冷瓜果。

（4）针灸方法：可针刺肾俞、关元穴，上肢可加选曲池、尺泽、外关、合谷，下肢可加选阳陵泉、足三里、委中等穴，或配合艾灸，或局部熏洗。

3. 着痹

【证候】 肢体关节重着、酸痛，或有肿胀，痛有定处，活动不利，肌肤麻木不仁，阴雨天病情加重，苔白腻，脉濡缓。

【护理原则】 除湿通络，祛风散寒。

【护理方法】

（1）用药护理：选用薏苡仁汤加减。汤药宜温热服。局部可外敷奇正消痛贴膏。

（2）生活起居护理：居处宜温暖而干燥。注意防寒保暖，严防外感风寒而加重病情。天阴欲雨时，应特别注意保护关节。

（3）饮食护理：宜用温热性食物，宜常食薏苡仁、赤小豆、扁豆等健脾祛湿之品。忌食生冷、黏腻食物。

（4）针灸方法：可针刺足三里、商丘穴，上肢可加选曲池、尺泽、外关、合谷，下肢可加选阳陵泉、足三里、委中等穴；可灸。

二、风湿热痹

【证候】 肢体关节疼痛，局部灼热红肿，痛不可触，得冷稍舒，可有皮下结节或红斑，多兼有发热，恶风，口渴，烦躁不安，舌质红，苔黄或黄腻，脉滑数。

【护理原则】 清热通络，祛风除湿。

【护理方法】

（1）用药护理：选用白虎加桂枝汤。宜偏凉服用。关节红肿热痛时，可用新鲜凤尾草适量捣烂外敷。

（2）生活起居护理：居处宜凉爽通风。关节虽然红肿热痛，但不可直接吹风。痛不可触者，可将患处暴露，减少接触，协助患者选择舒适卧位，设法减轻疼痛，待疼痛缓解后，逐渐增加活动锻炼。

（3）饮食护理：饮食以清热疏利食物为主，可多食丝瓜、苋菜、绿豆、冬瓜等，忌食辛辣刺激之品。

（4）针灸方法：可针刺大椎、曲池、合谷等穴。

自测题

一、选择题

1. 山药粥最适宜于何种感冒的患者（　　　）。

    A. 风寒感冒   B. 风热感冒

    C. 暑湿感冒   D. 气虚感冒

2. 中风的好发人群是（　　　）。

    A. 儿童   B. 青少年

    C. 中老年人   D. 孕妇

3．关于胸痹患者的饮食护理，以下不正确的是（　　）。

A．多食辛辣刺激食物　　　　　　B．少食多餐

C．忌食肥甘厚味　　　　　　　　D．饮食清淡易消化

二、简答题

1．风寒感冒如何护理？

2．痛痹如何护理？